BestMedDiss

Mit „BestMedDiss" zeichnet Springer die besten Dissertationen im Fachbereich Medizin aus, die an renommierten Universitäten Deutschlands, Österreichs und der Schweiz entstanden sind. Die mit Bestnote ausgezeichneten Arbeiten wurden durch Gutachter zur Veröffentlichung empfohlen und behandeln aktuelle Themen aus der Medizin. Die Reihe wendet sich an Praktiker und Wissenschaftler gleichermaßen und soll insbesondere auch Nachwuchswissenschaftlern Orientierung geben.

Springer awards „BestMedDiss" to the best graduate theses in medicine which have been completed at renowned universities in Germany, Austria, and Switzerland. The studies received highest marks and were recommended for publication by supervisors. They address current issues from fields of research in medicine. The series addresses practitioners as well as scientists and, in particular, offers guidance for early stage researchers.

Navid Farsijani

Auswirkungen renal-tubulärer Aktivierung von Hypoxie-induzierbaren Faktoren auf die Erythropoietin-Produktion im transgenen Mausmodell

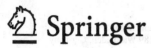

Springer

Navid Farsijani
Essen, Deutschland

Zugl.: Dissertation, Universität Duisburg-Essen, 2016

BestMedDiss
ISBN 978-3-658-17362-3   ISBN 978-3-658-17363-0   (eBook)
DOI 10.1007/978-3-658-17363-0

Die Deutsche Nationalbibliothek verzeichnet diese Publikation in der Deutschen National-
bibliografie; detaillierte bibliografische Daten sind im Internet über http://dnb.d-nb.de abrufbar.

Gedruckt auf säurefreiem und chlorfrei gebleichtem Papier

Springer ist Teil von Springer Nature
Die eingetragene Gesellschaft ist Springer Fachmedien Wiesbaden GmbH
Die Anschrift der Gesellschaft ist: Abraham-Lincoln-Str. 46, 65189 Wiesbaden, Germany

Danksagung

Herzlich bedanken möchte ich mich bei Herrn Prof. Dr. med. Volker Haase und Herrn Prof. Dr. med. Joachim Fandrey, die diese Dissertationsarbeit[1] ermöglicht haben.

Herr Prof. Dr. med Joachim Fandrey vermittelte mir die Gelegenheit, in den USA meine Dissertation durchzuführen, und unterstütze mich bei diesem Vorhaben fortwährend mit Rat und Tat, sodass ich auch bei schwierigen Entscheidungen, wie einer erneuten Studienunterbrechung zur Fortführung des Projektes, immer auf offene Ohren stieß.

Die Laborarbeit wurde unter Anleitung von Herrn Prof. Dr. med. Volker Haase an der Vanderbilt University in Nashville/Tennessee durchgeführt. Hier habe ich gelernt, was es bedeutet, ein Projekt zu „pushen", und dass dafür auch ein ‚Über-sich-Hinauswachsen' nötig ist. Dies war nur möglich, da mein Einsatz auf ein mindestens ebenso großes Engagement traf. Die gemeinsamen Nachtschichten im „Mouse House", das immer wiederkehrende „What's new?", aber auch die interessanten Gespräche über Kultur und Politik gehören zu den besten Erinnerungen.

Ebenfalls danken möchte ich Olena Davidoff für die technische Unterstützung, vor allem bei der Mäusezucht. Hanako Kobayashi, Pinelopi Kapitsinou, Hideto Sano und Qingdu Liu danke ich für die Hilfe im Labor und die gute Zusammenarbeit.

Ich danke ebenso meiner Familie und meinen Freunden in Deutschland und den USA, auf deren Unterstützung ich während meines gesamten Studiums und meiner Promotionszeit bauen konnte.

Navid Moritz Farsijani

1   Teile der vorliegenden Arbeit sind in folgende Publikation eingegangen:
Farsijani N.M., Liu Q., Kobayashi H., Davidoff O., Sha F., Fandrey J., Ikizler T.A., O'Connor P.M., Haase V.H. (2016) *Renal epithilium regulates erythropoiesis via HIF-dependent suppression of erythropoietin.* J Clin Invest. **126**, 1425-37.

Institutsprofil

Institut für Physiologie, Universität Duisburg-Essen

Direktor:	Univ.-Prof. Dr. med. Joachim Fandrey
Stellvertreter:	Univ.-Prof. Dr. med. Eric Metzen
	Jun-Prof. derzeit N.N.
Zentrale Telefonnummer	+49 201 723 4600
Zentrale Faxnummer	+49 201 723 4648
Zentrale E-Mail-Adresse	joachim.fandrey@uni-due.de
Internetadresse	www.uni-due.de/physiologie/

Struktur im Hinblick auf Forschung und Lehre

Das Institut für Physiologie hat drei Arbeitsgruppen. Jede Arbeitsgruppe hat ein eigenes wissenschaftliches Forschungsprofil, trotzdem kann die Ausrichtung unter dem Oberbegriff „Anpassung an veränderte Sauerstoffversorgung" zusammengefasst werden. In Bezug auf die Lehre wird die gesamte Animalische und Vegetative Physiologie abgedeckt. Als Grundlagenfach der vorklinischen Ausbildung in der Medizin ist die Ausbildung Medizinstudierender von vorrangigem Interesse. Darüber hinaus ist die Physiologie jedoch Gründungsmitglied im Studienschwerpunkt Medizinisch-Biologische Chemie (mit der Fakultät für Chemie der Universität Duisburg-Essen) sowie als Gründungsmitglied des Zentrums für Medizinische Biologie wesentliche Säule des Studiengangs Medizinische Biologie (zusammen mit der Fakultät für Biologie). Seit dem Wintersemester 2015/2016 trägt die Physiologie darüber hinaus wesentlich zum Bachelor-Studiengang Medizintechnik (gemeinsam mit der Fakultät für Ingenieurwissenschaften) bei.

Eine besondere Beteiligung von Forschungsprojekten ergibt sich durch die Mitgliedschaft im im Graduiertenkollegs 1739 „Molecular determinants of the cellular radiation response and their potential for response modulation" sowie im Graduiertenkolleg 2098 „Biomedizin des saure Sphingomyelinase/saure Ceramidase Systems".In den vergangenen Jahren ist das Institut in verschiedenen europäischen Konsortien erfolgreich gewesen. Herauszuheben sind die geförderten Projekte „Pulmotension" im 6. Rahmenprogramm sowie im „EpoCan" 7. Rahmenprogramm.

Forschungsschwerpunkte

- Aktivierung der sauerstoffabhängigen Genexpression durch Aktivierung des Transkriptionsfaktorkomplexes Hypoxie-induzierbarer Faktor 1 durch Inflammatorische Hypoxie
- Hypoxie-induzierbarer Genexpression in der neuronalen Entwicklung und Differenzierung neuraler Vorläuferzellen
- Hochauflösende Mikroskopie von Protein/Proteinwechselwirkung
- Expression und Regulation sauerstoffabhängiger Hydroxylasen
- Sauerstoffmangel und HIF-1 bei Proliferation, Induktion von Zelltod und Strahlenempfindlichkeit kultivierter Tumorzellen
- Interaktion von Stoffwechselwegen
- Differentielle Regulation der Erythropoietin-Genexpression

Ausgewählte Publikationen aus den letzten fünf Jahren

1. Bernardini A, Brockmeier U, Metzen E, Berchner-Pfannschmidt U, Harde E, Acker-Palmer A, Papkovsky D, Acker H, Fandrey J. Type I cell ROS kinetics under hypoxia in the intact mouse carotid body ex vivo: a FRET-based study. Am J Physiol Cell Physiol. 2015 Jan 1;308(1):C61-7.

2. Hussmann M, Janke K, Kranz P, Neumann F, Mersch E, Baumann M, Goepelt K, Brockmeier U, Metzen E. Depletion of the thiol oxidoreductase ERp57 in tumor cells inhibits proliferation and increases sensitivity to ionizing radiation and chemotherapeutics. Oncotarget. 2015 Nov 17;6(36):39247-61.

3. Klose R, Krzywinska E, Castells M, Gotthardt D, Putz EM, Kantari-Mimoun C, Chikdene N, Meinecke AK, Schrödter K, Helfrich I, Fandrey J, Sexl V, Stockmann C. Targeting VEGF-A in myeloid cells enhances natural killer cell responses to chemotherapy and ameliorates cachexia. Nat Commun. 2016 Aug 19;7:12528.

4. Flück K, Breves G, Fandrey J, Winning S. Hypoxia-inducible factor 1 in dendritic cells is crucial for the activation of protective regulatory T cells in murine colitis. Mucosal Immunol. 2016 Mar;9(2):379-90.

5. Farsijani NM, Liu Q, Kobayashi H, Davidoff O, Sha F, Fandrey J, Ikizler TA, O'Connor PM, Haase VH. Renal epithelium regulates erythropoiesis via HIF-dependent suppression of erythropoietin. J Clin Invest. 2016 Apr 1;126(4):1425-37.

Inhaltsverzeichnis

Abbildungs- und Tabellenverzeichnis

Abkürzungsverzeichnis

5'-NT	ecto-5'-nucleotidase
α-Sma	alpha smooth muscle actin
ABC	Avidin-Biotin-Complex
ADP	Adenosindiphosphat
Agtr1	Angiotensin II Rezeptor, Subtyp 1
Aldoc	Aldolase C
ARNT	aryl hydrocarbon receptor nuclear translocator
ATP	Adenosintriphosphat
β-Gal	β-Galactosidase
B(0)at1/Slc6a19	Natrium-abhängiger-neutraler-Aminosäuretransporter
BCL-xl	B-cell lymphoma xL
BFU	burst forming unit – erythroid
BNIP3	BCL2/adenovirus E1B 19kDa interacting protein 3
BOLD	blood oxygen level dependent
BUN	Blut-Harnstoff-Stickstoffkonzentration
CBP	creb binding protein
CD	cluster of differentiation
CFU	colony forming unit – erythroid
CKD	chronic kidney disease
CoA	Coenzym-A
Col1a1	collage, type I, alpha 1
Cre⁻	Cre-negativ
CS	Citrat-Synthase
C-TAD	C-terminal transactivation domain
DAB	Diaminobenzidin
DNA	Desoxyribonukleinsäure
DTNB	5,5'-Dithio-2-Nitrobenzolsäure
EGLN	egln 9 homolog

EPAS	endothelial PAS domain-containing protein 1
EPO	Erythropoietin
EPOR	Erythropoietinrezeptor
Fe^{2+}	Eisen
FIH	factor inhibiting HIF
FRET	Förster-Resonanzenergietransfer
GFAP	glial fibrillary acidic protein
GFR	Glomeruläre Filtrationsrate
Gpi	Glukose-6-phosphatisomerase
H_2O_2	Wasserstoffperoxid
Hb	Hämoglobinkonzentration
Hct	Hämatokrit
HIF	Hypoxie-induzierbarer Faktor
Hk	Hexokinase
HLH	Helix-Loop-Helix
Hoxb7	Homebox 7
HRE	hypoxia responsive element
Il-1β	Interleukin-1β
Il-6	Interleukin-6
IPAS	inhibitory PAS domain protein
JAK2	Januskinase 2
K^+	Kalium
K14	Keratin 14
Kim-1	kidney injury molecule 1
LC-1	Luciferase-Cre-1
Ldha	Lactatdehydrogenase A
Loxl2	lysyl oxidase homolog 2
LPS	Lipopolysaccharide
MAP2	microtubule-associated protein 2
MCWO	Molekulargewicht-Abtrennungsgrenze
Na^+	Natrium

Nadc1/Slc13a2	Natrium-abhängiger-Dicarboxylattransporter
NADH	Nicotinamidadenindinukleotid-H
NaS2/Slc13a4	Natrium-Sulfat-Symporter
NEFL	neurofilament protein light polypeptide
NF-κB	nuclear factor kappa-light-chain-enhancer of activated B-cells
Ngal	neutrophil gelatinase-associated lipocalin
Nhe2/Slc9a2	Natrium-Wasserstoff-Austauscher
Npt2b/Slc34a2	Natrium-abhängiges-Phosphattransportprotein 2B
N-TAD	N-terminal transactivation domain
O_2	Sauerstoff
Oat2/Slc22a7	Organische-Aniontransporter 2
ODD	oxygen dependent degradation
OH^-	Hydroxid-Ion
OSX	Osterix
P8	Pax8-rtTA
Pai	plasminogen activator inhibitor-1
PaO_2	arterieller Sauerstoffpartialdruck
PAS	PER/aryl hydrocarbon receptor nuclear translocator (ARNT)/single minded (SIM)
PCR	Polymerasekettenreaktion
PDGFRB	platelet derived growth receptor-β polypeptide
PDH	Pyruvatdehydrogenase
Peck	Phosphoenolpyruvat-Carboxykinase
Pfkp	Phosphofructokinase
PGC-1β	Peroxisom-Proliferator-aktivierten Rezeptor gamma-Coaktivator 1 beta
Pgk	Phosphoglyceratkinase
PHD	prolyl hydroxylase domain
PHI	Prolylhydroxylaseinhibitor
Pkm2	Pyruvatkinase M2
pO_2	Sauerstoffpartialdruck

PtO_2	Gewebesauerstoffpartialdruck
qPCR	quantitative Real-Time PCR
RBC	Erythrozytenzahl
RBF	renaler Blutfluss
REPC	renal EPO-producing cells
Rhbg/Slc42a2	humanes nicht-erythroides Glykoprotein C
RMA	Robust Multichip Average
RNA	Ribonukleinsäure
sEPO	Serum-EPO
STAT5	signal transduction and activator of transcription 5
Thp	Tamm-Horsefall-Protein
TMPD	Tetramethylphenylenediamin
TNF-α	Tumornekrosefaktor-α
Tpi	Triosephosphatisomerase
VEGF	vascular endothelial growth factor
VHL	von-Hippel-Lindau-Protein
Vim	Vimentin

1 Einleitung

1.1 Erythropoietin

Die Sicherstellung der Versorgung des Organismus mit Sauerstoff (O_2) bedarf einer adäquaten Neubildung roter Blutkörperchen (Erythropoiese) im Knochenmark. Dabei unterliegt die Regulation der Erythropoiese der Kontrolle eines humoralen Faktors, was durch Experimente von Paul Carnot und Catherine Deflandre im Jahre 1906 bewiesen wurde. Sie injizierten normämischen Kaninchen aus anämischen Kaninchen gewonnenes Plasma und beobachteten eine Steigerung der Erythrozytenzahl in den normämischen Kaninchen (Carnot und Deflandre 1906).

Im Jahre 1977 gelang es Miyake und Goldwasser erstmals diesen Faktor, Erythropoietin (EPO) genannt, aus 2550 Litern Urin von Patienten mit einer aplastischen Anämie zu gewinnen, was die Basis zur Sequenzierung des EPO-Gens und Herstellung von rekombinantem EPO darstellte (Fandrey 2004).

EPO besteht aus 165 Aminosäuren und ist ein stark glykosyliertes Protein mit einer Masse von ~30 kDa. Es ist der Hauptregulator der Erythropoiese und bewirkt eine Steigerung der Erythrozytenmasse durch Bindung an den Erythropoietinrezeptor (EPOR). Die sich im Knochenmark befindenden erythrozytären Vorstufen *burst forming unit – erythroid* (BFU-E), *colony forming unit – erythroid* (CFU-E) und Proerythroblasten weisen eine hohe Expressionsdichte des EPOR auf. Bindung von EPO an den homodimeren EPOR auf erythroiden Vorläuferzellen führt zur Aktivierung von Januskinase 2 (JAK2) und darauffolgend zu *signal transduction and activator of transcription 5* (STAT5) und *B-cell lymphoma xL* (BCL-xL) abhängiger Blockierung der Apoptose und bewirkt parallel die Differenzierung zu Erythrozyten (Testa 2004).

In der embryonalen und fetalen Entwicklung ist die Leber der Hauptsyntheseort von EPO. Postpartal nimmt die Niere einen steigenden Anteil an der EPO-Produktion ein, sodass im adulten Organismus 90 % des systemisch zirkulierenden EPOs von der Niere gebildet wird (Koury et al. 1988).

Neben Niere und Leber konnte im Gehirn, dem Knochenmark, der Lunge, dem Herzen, der Milz, dem Hoden, dem Uterus und in Haarfollikeln die Expression von EPO nachgewiesen werden, wobei diese Organe unter physiologischen Bedingungen höchstens minimal zum systemisch zirkulierenden EPO-Pool beitragen (Fandrey 2004; Haase 2013). Es wird davon ausgegangen, dass EPO in diesen Organen eine parakrine und autokrine Wirkung entfaltet, wobei besonders im zentralen Nervensystem lokales EPO neuroprotektiv und neuroproliferativ wirkt (Bunn 2013).

1.2 Hypoxie-induzierbare Faktoren

Schon in den Jahren 1875 und 1882 beschrieben Denis Jourdanet und Paul Bert die Assoziation zwischen einer Reduktion des atmosphärischen Drucks und einer erhöhten Erythrozytenzahl, sowohl bei Tieren als auch beim Menschen (Haase 2013).

Durch eine Höhenexpedition in die peruanischen Anden im Jahre 1890, konnte Francois-Gilbert Viault diese Erkenntnis auf eine akute physiologische Reaktion zurückführen, da sich die Erythrozytenzahl der Expeditionsteilnehmer nach nur drei Wochen Höhenaufenthalt erhöht hatte (Viault 1890).

Weitere Forschungsarbeiten zur Aufklärung der O_2-abhängigen Regulation der Erythropoiese führten zur Entdeckung zellulärer O_2-Sensoren und Transkriptionsfaktoren, die auf molekularer Ebene die Anpassung des Organismus an eine hypoxische Umgebung orchestrieren.

Im Zentrum der hypoxischen Signalkaskade steht der Hypoxie-induzierbare Faktor (HIF), welcher von Gregg Semenza und Guang Wang als Induktor der Transkription des EPO-Gens durch Bindung an den 3' Enhancer des EPO-Gens in Hep3B Hepatomzellen identifiziert wurde (Semenza und Wang 1992).

HIF ist ein heterodimerer, basischer Helix-Loop-Helix (bHLH) Transkriptionsfaktor, der zur PAS (*PER/aryl hydrocarbon receptor nuclear translocator* (*ARNT*)/*single minded* (*SIM*)) Transkriptionsfaktorfamilie gehört. Er besteht aus einer O_2-abhängigen α-Untereinheit (HIF-α) und einer nicht regulierten β-Untereinheit (HIF-β), auch bekannt als *aryl hydrocarbon receptor nuclear translocator* (ARNT). HIF-1α oder HIF-2α, auch *endothelial PAS domain-containing protein 1* (EPAS) genannt, formen jeweils mit HIF-β/

ARNT einen funktionell aktiven HIF-Transkriptionsfaktor-Komplex (Haase 2013).

Mit einer zu 48 % identischen Aminosäuresequenz und ähnlichem strukturellem Aufbau weisen HIF-1α und HIF-2α starke Homologien auf (Ema et al. 1997).

Am N-terminalen Ende der Untereinheiten befindet sich die bHLH Domäne, welche zur Bindung am *hypoxia responsive element* (HRE) in den regulatorischen Abschnitten der Zielgene befähigt, gefolgt von den Dimerisierungsdomänen PAS A und PAS B.

Im mittleren Abschnitt der α-Einheiten befindet sich die *oxygen dependent degradation* (ODD) Domäne, in der zwei Prolinreste so exponiert sind, dass sie O_2-abhängig hydroxyliert werden können. Innerhalb der ODD befindet sich die *N-terminal transactivation domain* (N-TAD) und am C-terminalen Ende von HIF-α die *C-terminal transactivation domain* (C-TAD,) welche durch Rekrutierung von Kofaktoren wie *creb binding protein* (CBP) und p300 die Transkription der Zielgene ermöglichen. In der C-TAD wird die Transaktivierung durch die O_2-abhängige Hydroxylierung eines Asparaginrestes bei hohem PO_2 blockiert.

HIF-3α ähnelt im Aufbau den anderen HIF-α Isoformen, weist jedoch keine C-TAD auf. Eine Splicevariante von HIF-3α, das *inhibitory PAS domain protein* (IPAS), fungiert dadurch als dominant-negativer Transkriptionsfaktor (Koh und Powis 2012).

Eine Schlüsselfunktion in der posttranslationalen Regulation von HIF-α nimmt die O_2-abhängige Hydroxylierung ein. Unter Normoxie wird HIF-α hydroxyliert, was eine Markierung zum weiteren Abbau im Proteasom darstellt. Das von-Hippel-Lindau-Protein (VHL) bindet an die hydroxylierte ODD-Domäne von HIF-α und bildet zusammen mit Elongin C, Elongin B, Cullin-2 und Ring-box 1 einen E3-Ubiquitinligase-Komplex, welcher die Polyubiquitination von HIF-α katalysiert, worauf ubiquitiniertes HIF-α im Proteasom abgebaut wird (Haase 2013).

Die Hydroxylierung der Prolinreste erfolgt durch spezialisierte HIF-Prolin-4-hydroxylasen die *prolyl hydroxylase domain* (PHD) Proteine PHD 1, PHD 2 und PHD 3, auch *egln 9 homolog* (EGLN) 2, EGLN 1 und EGLN 3 genannt, und eine vierte transmembranäre, am endoplasmatischen Retikulum ständige Prolin-4-hydroxylase P4H-Tm (Laitala et al. 2012).

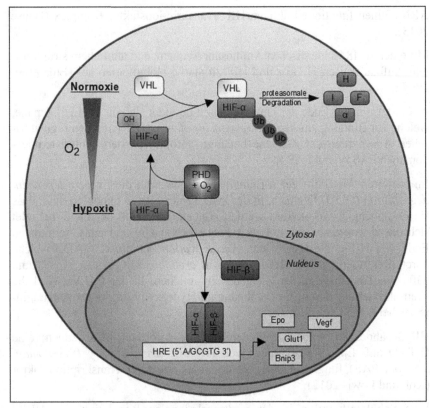

Abbildung 1: **Schematische Darstellung des HIF-Signalwegs.** Unter Normoxie wird
HIF-α von Prolinhydroxylasen (PHD) hydroxyliert, durch das von-
Hippel-Lindau- (VHL-) Protein ubiquitiniert und im Proteasom abge-
baut. Unter Hypoxie transloziert HIF-α in den Zellkern und initiiert mit
HIF-β die Transkription der Zielgene.

HIF-Prolin-4-hydroxylasen sind O_2-, α-Ketoglutarat-, Eisen- (Fe^{2+}) und Vitamin-C-abhängige Oxygenasen und nehmen die Funktion zellulärer O_2-
Sensoren ein, da die Hydroxylierung der Prolinreste innerhalb der ODD-
Domäne von HIF-α direkt von der Verfügbarkeit von molekularem O_2 und
damit dem zellulären O_2-Partialdruck abhängt (Haase 2013). Die Hydroxylierung des Asparaginrestes in der C-TAD erfolgt durch die ebenfalls von
O_2-, α-Ketoglutarat-, Eisen- (Fe^{2+}) und Vitamin-C-abhängige Oxygenase
factor inhibiting HIF (FIH), was die Transaktivierung und Initiation der
Zielgentranskription blockiert (Mahon et al. 2001).

Unter Hypoxie dagegen wird HIF-α stabilisiert, akkumuliert und wird in den Zellkern transloziert, wo es mit HIF-β dimerisiert. Der heterodimere HIF-Komplex bindet an das durch die Basensequenz 5'-A/GCGTG-3' gekennzeichnete *hypoxia responsive element* (HRE) und initiiert die Transkription des jeweiligen Hypoxie-induzierbaren Zielgens.

Die Aktivierung des HIF-Systems ist Bestandteil einer Reihe zellulärer und systemischer Adaptionsmechanismen an eine sauerstoffarme Umgebung. HIF erhöht die Kapazität der Zellen zur anaeroben Glykolyse durch Induktion glykolytischer Enzyme und des Glukosetransporters GLUT1, wirkt durch Induktion von *BCL2/adenovirus E1B 19kDa interacting protein 3* (BNIP3) antiapoptotisch und steigert die Angiogenese durch Expression von *vascular endothelial growth factor* (VEGF). Außerdem erhöht HIF die O_2-Transportkapazität des Blutes, indem es einerseits EPO induziert und andererseits die Eisenaufnahme für die Erythropoiese steigert (Koh und Powis 2012; Haase 2013).

HIF-1α und HIF-2α weisen neben der starken Homologie und teilweise redundanten Funktionen, einige Unterschiede auf. HIF-1α wird ubiquitär exprimiert, wohingegen HIF-2α in spezifischen Zellen nachgewiesen wird, vor allem im Endothel. Des Weiteren kontrolliert HIF-1α die Induktion der anaeroben Glykolyse, während die Expression von EPO und die Regulation des Eisenmetabolismus HIF-2α unterliegen (Koh und Powis, 2012; Haase 2013).

1.3 Renale Erythropoietin-Produktion

Seit 1957 ist die Niere als Hauptsyntheseort von EPO bekannt (Jacobson et al. 1957).

Es blieb jedoch lange unklar, welcher renale Zelltyp die Funktion des O_2-Sensors innehat und für die Produktion von EPO verantwortlich ist. In verschiedenen Arbeiten wurden Tubulusepithelzellen, glomeruläre Zellen und interstitielle Zellen wie Endothelzellen oder Fibroblasten als die renalen EPO-Produzenten vorgeschlagen (Suzuki et al. 2007). Bachmann und Mitarbeiter gelang 1993 die Kolokalisation des *Epo*-mRNA-Signals mit der Expression von CD73, einem Marker für interstitielle Fibroblasten, was als Hinweis gedeutet wurde, dass Fibroblasten-ähnliche Zellen EPO in der Niere produzieren (Bachmann et al. 1993).

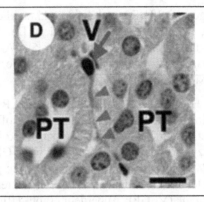

Abbildung 2:   **Darstellung einer REPC.** Im Kortex der Niere befinden sich die REPC (Pfeil) im interstitiellen Raum. Zu beachten ist die enge Nachbarschaft zu proximalen Tubuli (PT) und Gefäßen (V). Mit langen zytoplasmatischen Ausläufern (Pfeilspitzen) treten sie mit umliegenden Zellen in Kontakt. Aus Obara et al., 2008.

Das Ausmaß der renalen EPO-Synthese korreliert mit dem Gewebesauerstoffpartialdruck (PtO_2) in der Niere (Kuratowska et al. 1961). Unter Hypoxie kommt es zu einer Steigerung der renalen EPO-Produktion, indem sich die Anzahl der aktiven und detektierbaren renalen EPO-produzierenden Zellen (REPC; *renal EPO-producing cells*) erhöht, wobei die Menge der EPO-Produktion pro Zelle gleich bleibt (Koury et al. 1989; Obara et al., 2008). Somit hängt die Menge der renalen EPO-Produktion direkt von der Anzahl der vorhandenen REPC ab. Ausführliche Untersuchungen bezüglich der molekularen Regulation von EPO haben gezeigt, dass, nicht wie zunächst angenommen HIF-1, sondern HIF-2 EPO in REPC und anderen Zelltypen *in vivo* reguliert (Haase 2013).

REPC befinden sich im interstitiellen Raum und reichen vom Kortex bis zur äußeren Medulla. Sie können als peritubulär lokalisierte, interstitielle Fibroblasten charakterisiert werden. Abstammungsanalysen zeigten, dass murine REPC extrarenalen Ursprungs sind und ab dem embryonalen Tag E 13,5 aus der Neuralleiste in die Niere einwandern (Asada et al. 2011).

Dementsprechend exprimieren REPC sowohl perizytäre Marker wie *platelet derived growth factor receptor-β polypeptide* (PDGFRB) und *ecto-5'-nucleotidase* (5'-NT oder CD73), als auch neuronale Marker wie *microtubule-associated protein 2* (MAP2) und *neurofilament protein light polypeptide* (NEFL) (Asada et al. 2011; Obara et al. 2008).

Durch ihre langen, dendritischen Ausläufer stehen REPC in direktem Kontakt mit den umgebenden Tubuluszellen und Kapillaren (Obara et al., 2008). Es ist daher anzunehmen, dass REPC interzellulär miteinander kommunizieren und andere Zelltypen durch parakrine oder andere Signale Einfluss auf die EPO-Produktion nehmen können (Jelkmann 1992).

1.4 Renale Anämie

Chronische Nierenerkrankungen (CKD; *chronic kidney disease*) führen typischerweise ab einer Reduktion der Nierenfunktion um 50 % (GFR < 60 ml/min) zur Entwicklung einer renalen Anämie (Nangaku und Eckardt 2006).

Neben beeinflussenden Faktoren wie Hämolyse, Eisenmangel und Folsäuremangel ist die Hauptursache für die Entstehung einer renalen Anämie die relative EPO-Defizienz (Thomas et al. 2008). Physiologisch produzieren die Nieren bei fallendem Hb vermehrt EPO, wobei die Serum-EPO-Werte (sEPO) bei Anämien extrarenalen Ursprungs auf einer dekadisch-logarithmischen Skala invers linear mit dem Hämoglobinwert (Hb-Wert) korrelieren (Artunc und Risler 2007). Bei renalen Anämien hingegen sind die sEPO-Werte trotz ausgeprägter Anämie nicht erhöht, was als relative EPO-Defizienz bezeichnet wird.

Pathophysiologisch kommt es zu einer Störung der REPC die durch die verminderte Hämoglobinkonzentration (Hb) des Blutes verursachte Hypoxie zu registrieren und daraufhin die EPO-Produktion zu steigern.

Interessanterweise verlieren REPC im Zuge einer CKD nicht permanent die Fähigkeit EPO zu produzieren, da die direkte Aktivierung des HIF-Systems durch die Gabe eines Prolinhydroxylaseinhibitors in CKD Patienten zu einer deutlichen Erhöhung der sEPO-Werte führte (Bernhardt et al. 2010). Somit ist eine Restoration der endogenen EPO-Produktion in CKD Patienten, als alternativer Therapieansatz zur exogenen EPO-Administration, denkbar.

Die genaue Ursache für die Suppression der renalen EPO-Produktion im Rahmen einer CKD ist bisher unbekannt. Verschiedene Arbeiten weisen auf einen EPO-suppressiven Effekt inflammatorischer Stimuli hin. In Hep3B Zellen führte die Gabe von Interleukin-1β (Il-1β) und Tumornekrosefaktor-α

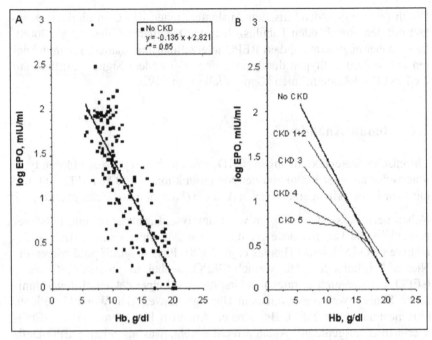

Abbildung 3: **Verhältnis von sEPO-Werten und Hb-Werten bei renalen und extrarenalen Anämien.** (A) Bei extrarenalen Anämien korrelieren die log sEPO-Werte invers linear mit den Hb-Werten. (B) Ab CKD Stadium 3 ist die Korrelation aufgehoben und sEPO-Werte sind trotz erniedrigtem Hb nicht erhöht. Aus Artunc und Risler, 2007.

(TNF-α) zu einer Unterdrückung der hypoxischen EPO-Produktion (Faquin et al. 1992). Ebenso supprimierte in Ratten die intraperitoneale Injektion von Lipopolysacchariden (LPS) die renale EPO-Produktion (Frede et al. 1997). Es gilt jedoch zu bedenken, dass anti-inflammatorische Therapieansätze zur Restoration der renalen Anämie bisher keinen Einzug in die klinische Praxis erhalten haben. Eine abschließende Beurteilung zur Genese der renalen Anämie kann daher momentan noch nicht getroffen werden.

1.5 Fragestellung und Aufbau der Dissertation

Ziel der vorliegenden Arbeit ist es, ein besseres Verständnis der interzellulären Regulation der renalen EPO-Produktion zu erlangen. Dabei wird untersucht, wie sich eine Aktivierung des HIF-Systems in den Tubuluszellen der Niere auf die renale EPO-Synthese, und damit auf die REPC-Population, auswirkt.

Der Ergebnisteil gliedert sich in drei Abschnitte:

- Im ersten Abschnitt werden Versuche gezeigt, in denen unter Verwendung eines induzierbaren, Epithel-spezifischen Knockoutsystems, das *Vhl*-Gen im gesamten Nephron der Niere (P8;*Vhl$^{f/f}$* Mäuse) ausgeschaltet wird. Die Versuchstiere werden bezüglich Veränderungen der Nieren, der Leber und Veränderungen des Blutbildes, mit Hinblick auf die renale EPO-Produktion analysiert.

- Der zweite Abschnitt beinhaltet die Charakterisierung von tubulären *Vhl/Epo* Doppelknockoutmäusen (P8;*Vhl$^{f/f}$Epo$^{f/f}$* Mäuse). Hierbei werden die Auswirkungen einer tubulären *Vhl*-Ablation auf die renale EPO-Produktion untersucht.

- Der dritte Abschnitt umfasst Versuche, die der Aufklärung bezüglich des Mechanismus der in den vorherigen Abschnitten dargestellten Ergebnisse dienen.

2 Material und Methoden

2.1 Verwendete Mauslinien

Die in Tabelle 1 aufgeführten Mauslinien wurden verwendet.

Alle Tierversuche wurden gemäß den NIH (*National Institute of Health*) Richtlinien für den Gebrauch und die Sorgfaltspflicht lebender Tiere durchgeführt. Die jeweiligen Vorgehensweisen der Tierversuche wurden vom Institut für Tierpflege und Gebrauch (*Institutional Animal Care and Use Committee* (*IACUC*)) der *Vanderbilt University* in Nashville/Tennessee geprüft und genehmigt.

Tabelle 1: Verwendete Mauslinien

Mauslinie	Referenz
Pax8-rtTA	(Traykova-Brauch et al. 2008)
LC-1	(Schonig et al. 2002)
$Vhl^{flox/flox}$	(Haase et al. 2001)
$Arnt^{flox/flox}$	(Walisser et al. 2004)
$Epo^{flox/flox}$	(Zeigler et al. 2010)
ROSA26R	(Soriano 1999)
Thp-Cre	(Stricklett et al. 2003)
Hoxb7-Cre	(Yu et al. 2002)
Pepck-Cre	(Rankin et al. 2006)

2.2 Genetisches System zum Erhalt eines induzierbaren, zellspezifischen Knockouts

Zur Induktion eines zeitlich kontrollierten, zellspezifischen Knockouts wurden die Pax8-rtTA und die LC-1 Mauslinie gekreuzt und wiederum mit den entsprechenden gefloxten Mauslinien für den *lacZ*-Rosareporter, *Vhl*, *Epo*, *Arnt* oder in Kombination gekreuzt. Die Pax8-rtTA knock-in Mauslinie ex-

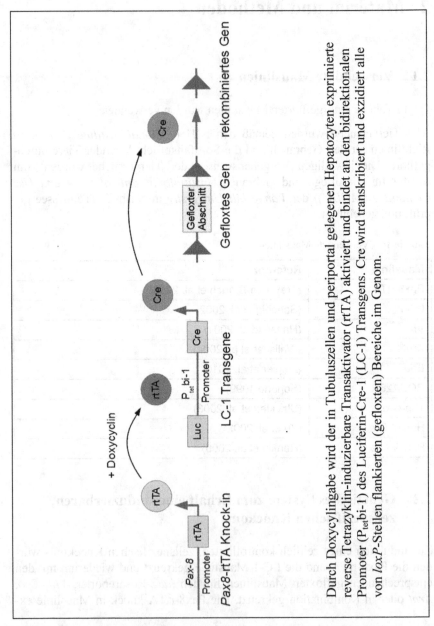

Durch Doxycylingabe wird der in Tubuluszellen und periportal gelegenen Hepatozyten exprimierte reverse Tetrazyklin-induzierbare Transaktivator (rtTA) aktiviert und bindet an den bidirektionalen Promoter (P_{tet}bi-1) des Luciferin-Cre-1 (LC-1) Transgens. Cre wird transkribiert und exzidiert alle von loxP-Stellen flankierten (gefloxten) Bereiche im Genom.

Abbildung 4: Systematik des induzierbaren, zellspezifischen Knockouts.

primiert zellspezifisch den reversen Tetracyclin-induzierbaren Transaktivator (rtTA) in allen Tubuluszellen der Niere und in periportal gelegenen Hepatozyten. In seiner nativen Konformation ist der rtTA inaktiv. Unter Gabe von Doxycyclin, einem Antibiotikum aus der Klasse der Tetracycline, ändert der rtTA seine Konformation in eine aktive Form, bindet an den bidirektionalen rtTA-responsiven Promoter des Luciferase-Cre-1-Gens (LC-1) und initiiert die Transkription der Cre-Rekombinase. Diese exzidiert die durch *loxP* Seiten markierten Abschnitte im Genom. In Abbildung 4 ist das genetische System des induzierbaren, zellspezifischen Knockouts skizziert.

2.3 Induktion anämischer Hypoxie durch retrobulbäre Phlebotomie

Eine systemische Hypoxie der Versuchstiere wurde durch ein Blutungsprotokoll herbeigeführt. Den Mäusen wurde einmal täglich 400 bis 500 µl Blut durch retrobulbäre Phlebotomie entnommen, bis der Hämatokrit auf etwa 15 % gefallen war.

2.4 Tötung und Sektion der Versuchstiere

Die Mäuse wurden durch Inhalation von CO_2 in einer Gaskammer und anschließender zervikaler Dislokation getötet. Die Gewebsproben wurden entnommen, in flüssigem Stickstoff schockgefroren und bei −80 °C gelagert, oder in 10 % normal gepuffertem Formalin fixiert. Serumproben wurden durch Punktion des rechten Ventrikels gewonnen und bei −20 °C gelagert.

2.5 Anfertigung von Gefrierschnitten und X-Gal Färbung

Das Gewebe wurde 1½ Stunden in 10 % normal gepuffertem Formalin fixiert. Kryoprotektion erfolgte durch Dehydrierung in hochmolarer 30%iger Saccharose in PBS über Nacht. Die Gewebe wurden in OCT Medium gelegt und auf Trockeneis ausgehärtet. Anschließend wurden die Gefrierblöcke bei −20 °C in einem Kryotom in 10 µm Gefrierschnitte geschnitten und 10 min luftgetrocknet. Die Lagerung der Gefrierschnitte und der Blöcke erfolgte bei −80 °C.

Tabelle 2:   Zusammensetzung der Pufferlösungen für die X-Gal Färbung

Puffer A	Puffer B	X-gal-Färbelösung
2 mM MgCl$_2$	2 mM MgCl2	5mM K$_3$Fe(CN)$_6$
5 mM EDTA in 1 L PBS	0.01 % Natriumdesoxy-cholat	5mM K$_4$Fe(CN)$_6$
	0.002 % NP-40 in 1 L PBS	1 mg/ml X-gal

Um die Expression der Cre-Rekombinase sichtbar zu machen und damit die Zellspezifität des Knockouts histologisch nachzuweisen, wurde die X-Gal Färbung angewandt. Sie beruht auf dem Prinzip, dass Zellen, welche das Enzym β-Galactosidase (β-Gal) exprimieren, in der Lage sind das Chromogen X-Gal, einem Indol-Galactosid, hydrolytisch zu spalten. Dies führt zur Bildung eines blauen, wasserunlöslichen Präzipitates innerhalb der Zelle. Als genetisches Werkzeug zur *in vivo* Analyse dienten ROSA26R (R26R) *lacZ*-Reporter-Mäuse. Sie tragen im ROSA26-Lokus das für β-Gal kodierende *lacZ*-Gen, welches von einem ubiquitären und konstitutiv aktiven Promoter kontrolliert wird, dessen Expression jedoch von einer gefloxten Stop-Kassette unterbunden wird. Wenn das inhibierende Fragment durch Cre vermittelte Rekombination deletiert wird, resultiert daraus eine spezifische Expression von β-Gal in rekombinierten Zellen.

Die Arbeitsschritte der LacZ Färbung beliefen sich auf eine 15-minütige Nachfixierung der Gefrierschnitte in Formalin, einer Waschung in Puffer A und B und einer Inkubation in X-Gal-Färbelösung für etwa 4 Stunden. Die Gefrierschnitte wurden in PBS gewaschen und mit Einbettmedium eingedeckelt.

2.6   Sirius Red/FCF Green Färbung und morphometrische Analyse der Fibrose

Der Fibrosierungsgrad histologischer Schnitte wurde mit einer Sirius Red/FCF Green Färbung bestimmt. Sirius Red ist ein aus zahlreichen Sulfonsäuregruppen bestehendes, stark anionisches Färbemittel, welches mit basischen Aminogruppen wie Lysin, Hydroxylysin und der Guanidinogruppe des Arginins im Kollagen reagiert und Kollagenfasern rot anfärbt (Junqueira et al. 1979). Nichtkollagene Proteine wurden mit FCF Green grün gegengefärbt. Die Paraffinschnitte wurden deparaffinisiert, in einer Ethanolreihe rehydriert und für 2 h in Sirius Red/FCF Green Färbelösung inkubiert. Darauf folgten eine kurze Waschung in destilliertem Wasser und eine rasche Dehydration in 70 %, 95 % und 100 % Ethanol. Nach Auswaschen des Ethanols mit Xylen wurden die Schnitte mit auf Xylen basierendem Einbettmedium eingedeckt. Pro Nierenschnitt wurden in zweihundertfacher Vergrößerung fünf kortikale und medulläre mikroskopische Fotos aufgenommen und die Fibrosierung mit Image J quantifiziert. Hierzu wurden die Bilder über einen rot-grün Filter in Schwarzweißbilder konvertiert, was die Kollagenfasern schwarz auf weißem Hintergrund erscheinen ließ. Durch Auswahl eines angemessen Schwellenwerts wurden die Kollagenfasern markiert und der Fibrosierungsgrad in Prozent pro Bildfläche gemessen. Sämtliche Arbeitsschritte in Image J wurden in einem „Macro" zusammengefasst und somit jedes Bild unter denselben Bedingungen automatisiert analysiert.

2.7 Immunhistochemie für F4/80 und CD45

Um das Ausmaß infiltrierender Makrophagen und inflammatorischen Zellen zu bestimmen, wurden Makrophagen (F4/80) oder Leukozyten (CD45) auf Formalin-fixierten Paraffinschnitten mit der Avidin–Biotin–Complex (ABC) Methode immunhistochemisch dargestellt.

Bei diesem mehrschrittigen Detektionssystem wird zunächst ein primärer Antikörper an das jeweilige Antigen gebunden. An das Fc-Fragment des primären Antikörpers bindet wiederum ein biotinylierter Sekundärantikörper, gefolgt von einem Tertiärreagenz, bestehend aus Streptavidin und biotinylierter Meerrettichperoxidase. Bindeglied zwischen biotinyliertem Sekundärantikörper und biotinylierter Meerrettichperoxidase bildet das für Biotin hochaffine, tetravalente Streptavidin. Wird der Meerrettichperoxidase Wasserstoffperoxid (H_2O_2) als Oxidationsmittel und das Chromogen 3,3-*Diaminobenzidin* (DAB) als Substrat angeboten, wird DAB zu einem braunen, nicht wasserlöslichem Präzipitat oxidiert und färbt die entsprechende Zielzellen braun (Ramos-Vara 2005).

Die Paraffinschnitte wurden in Xylen deparaffiniert und in einer Ethanolreihe rehydriert. Zur Antigendemaskierung wurden die Schnitte für 15 min bei 37 °C mit Trypsinlösung (Sigma) inkubiert. Nach drei Waschschritten in PBS wurden unspezifische Antikörperbindungen mit 5 % normalen Kaninchenserum (Vector) in PBS blockiert. Danach erfolgten Avidin- und Biotinblocks für jeweils 15 min. Der primäre anti-F4/80-(Abcam) oder anti-CD45-

Antikörper (BD Pharmingen) wurde über Nacht bei 4 °C inkubiert. Eine endogene Peroxidaseaktivität konnte durch zehnminütige Behandlung mit 0,3 % Wasserstoffperoxid in PBS unterdrückt werden. Anschließend wurde der Sekundärantikörper für 1 h bei Raumtemperatur aufgetragen und der Streptavidin-Meerrettichperoxidase Komplex durch Inkubation für 30 min angebunden.

Als nächster Schritt erfolgte eine Färbung der Schnitte für etwa 30 sec in DAB-Lösung und im Anschluss die Gegenfärbung für 3 min in dem regressiven Hämalaun Harri's Hämatoxylin. Entfärbt wurde mit saurem Ethanol und gebläut in alkalischer "Scott's tap water" Lösung. Danach wurden die Schnitte dehydriert, das Ethanol mit Xylen ausgewaschen und mit Einbettmedium eingedeckt.

Fünf kortikale Fotos der Niere wurden mit einer mikroskopischen Kamera in 200facher Vergrößerung aufgenommen und die Zielzellen pro Sichtfeld mit dem Image J Programm „cell counter jar" gezählt.

2.8   HIF-1α und HIF-2α Immunhistochemie

Die immunhistochemische Darstellung von HIF-1α und HIF-2α erfolgte durch die Tyramid-Signalamplifikationstechnik mit dem CSA-II-Kit (Dako). Nach Deparaffinisierung und Rehydrierung wurden die Schnitte zur Antigendemaskierung für 30 min in 10 mM Citratpuffer in einem Gemüsedämpfer erhitzt. Nach Abkühlung erfolgte ein Peroxidaseblock für 5 min und drei Waschschritte in TBST. Daraufhin wurde einer unspezifischen Proteinbindung durch eine fünfminütige Inkubation mit einem Proteinblock vorgebeugt und die Schnitte über Nacht mit einem polyklonalen Kaninchenantikörper gegen HIF-1α (Cayman Chemicals) (1:10.000 Verdünnung) oder gegen HIF-2α (PM8; Geschenk von Patrick Maxwell) (1:20.000 Verdünnung) bei 4 °C inkubiert. Nach drei Waschschritten erfolgte eine 15-minütige Inkubation mit einem Meerrettichperoxidase konjugiertem anti-Kaninchenglobulin und wiederum drei Waschschritten. Daraufhin folgte die 15-minütige Inkubation mit dem Amplifikationsreagenz, welches Fluorescein-Tyramid und Wasserstoffperoxid enthält. Hierbei generiert die gebundene Meerrettichperoxidase unter Verbrauch von Wasserstoffperoxid ein Fluoreszein-Tyramidradikal, welches in unmittelbarer Umgebung der Bindungsstelle des primären Antikörpers mit dem Gewebe reagiert und kovalent bindet. Nach drei Waschritten wurde mit einem Meerrettichperoxidase-konjugiertem anti-Fluorescein-Antikörper für

15 min inkubiert und gewaschen. Nachfolgend wurde durch etwa fünfminütige Inkubation mit einer DAB-Lösung gefärbt und die Schnitte wie oben
beschrieben gegengefärbt und eingedeckt.

2.9 RNA-Isolierung und -Aufreinigung

Gesamt-RNA wurde unter Verwendung des TRIzol (Sigma) Reagenzes isoliert. TRIzol ist ein aus Phenol und Guanidinthiocyanat bestehendes Reagenz, welches die Isolierung von RNA, DNA und Proteinen basierend auf
der *Single-Step Method* von Chomczynski und Sacchi erlaubt (Chomczynski
und Sacchi 1987). Bei –80 °C gelagerte Gewebsproben wurden mit 1 ml
TRIzol versetzt und mit einem Homogenisierstab homogenisiert. 0,2 ml
Chloroform wurden zum Gewebelysat hinzugegeben, das Gemisch geschüttelt und für 5 min bei Raumtemperatur inkubiert. Anschließend wurde die
aquatische, RNA-haltige Phase durch Zentrifugation abgetrennt, abpipettiert
und der Überstand zur DNA-Isolierung aufbewahrt. Durch Zugabe von 0,5
ml Isopropylalkohol zur aquatischen Phase wurde die RNA herauspräzipitiert. Nach Zentrifugation und Dekantieren des Isopropylalkohols wurde das
RNA-Pellet in 75 % Ethanol gewaschen, luftgetrocknet und in 300 µl
RNase-freiem Wasser gelöst.

Eventuellen Verunreinigungen der RNA wurden durch Aufreinigung mit
dem RNeasy-Kit (Qiagen) vorgebeugt. Das Prinzip des RNeasy-Kit basiert
auf dem spezifischen Bindungsverhalten von RNA an Kieselgelmembranen
in Zentrifugationsröhrchen, wenn diese mit Salz- und Ethanol-reichem Puffer
inkubiert werden. Hierzu wurden 100 µl der mit TRIzol isolierten RNA mit
350 µl RLT-Puffer aus dem RNeasy-Kit und 250 µl 100 % Ethanol versetzt
und auf die Kieselgelmembran des Zentrifugationsröhrchens aufgetragen.
Das Gemisch wurde für 30 sec bei 12.000 rpm zentrifugiert und das Eluat
verworfen. Es folgten zwei Waschschritte mit dem RPE-Puffer des RNeasy-
Kits mit anschließender Zentrifugation für 2 min bei 12.000 rpm. Auf die
nun RNA-haltige Kieselgelmembran wurde nun 50 µl RNase-freies H_2O aufgetragen und für 5 min bei Raumtemperatur inkubiert. RNA-haltiges H_2O
wurde für 1 min bei 12.000 rpm abzentrifugiert und bei –80 °C gelagert.

2.10 Bestimmung der RNA-Konzentration und cDNA-Synthese aus mRNA

Die RNA-Konzentration wurde mittels UV-Spektrometrie bestimmt. Nukleinsäuren besitzen ein Absorptionsmaximum bei 260 nm und eine Extinktion von 1 entspricht einem RNA-Gehalt von 40 µg/ml (Gallagher 2001).

Das Absorptionsmaximum für Proteine hingegen liegt bei 280 nm. Somit lassen sich durch Bildung des Quotienten der Extinktionen bei 260 nm und 280 nm (260 nm/280 nm) Rückschlüsse auf den Verunreinigungsgrad durch Proteine ziehen. Liegt der 260 nm/280 nm Quotient zwischen 1,8 und 2,0 kann von einer sauberen RNA-Präparation ausgegangen werden.

Vor der Umschreibung der mRNA in cDNA wurde einer möglichen Kontamination mit DNA durch Behandlung mit DNase vorgebeugt. Hierbei wurden zu 2 µg RNA 2 µl 10x DNase-Puffer und 1 µl DNase I (Invitrogen) hinzugegeben, mit RNase-freiem Wasser auf ein gesamt Volumen von 20 µl aufgefüllt und für 15 min bei Raumtemperatur inkubiert. Anschließend wurde die DNase durch Zugabe von 2 µl 25 mM EDTA inhibiert und 2 µl Random-Primers (Invitrogen) mit einer Konzentration von 50 ng/µl dem Gemisch beigegeben. Sekundärstrukturen der RNA wurden durch achtminütige Inkubation bei 65 °C aufgelöst und deren Neubildung durch Schockkühlung für 2 min auf Eis verhindert. Ein Mastermix bestehend aus 8 µl 5x First-strand-Puffer, 4 µl 0,1 M DTT, 2 µl 10 mM dNTP, 1 µl RNase-freiem Wasser und 1 µl Superscript-II-reverse-Transkriptase (Invitrogen) wurde hinzugegeben und die cDNA für 50 min bei 42 °C synthetisiert. Die Reaktion wurde durch eine zehnminütige Inkubation bei 70 °C abgebrochen.

2.11 Bestimmung der Genexpression mittels quantitativer Real-Time-PCR (qPCR)

Eine quantitative Beurteilung der Genexpression in Gewebeproben erfolgte durch Anwendung der quantitativen Real-Time-PCR (qPCR). Wie die konventionelle PCR, beruht die qPCR auf dem amplifizieren einer gesuchten DNA-Sequenz mittels hierfür spezifischer Primer und Taq-Polymerase. Bei der qPCR wird das Amplikon jedoch nicht durch eine Endpunktanalyse detektiert, indem das Amplikon nach der PCR-Reaktion ein ethidiumbromidhaltiges Agarosegel durchwandert, sondern die Amplifizierung wird in Echtzeit (engl. *real-time*) dargestellt. Die Detektionssysteme hierfür waren entweder der SYBR-Green-I-Farbstoff oder TaqMan Hydrolyse-Sonden.

SYBR-Green-I ist ein in dsDNA interkalierender Fluoreszensfarbstoff, dessen DNA-Farbstoff-Komplex im Gegensatz zu freiem SYBR-Green-I eine vielfach höhere Fluoreszenz aufweist. Da die Menge an dsDNA bei jedem PCR-Zyklus exponentiell zunimmt, nehmen auch die Menge an DNA-Farbstoff-Komplexen und damit das Fluoreszenzsignal exponentiell zu und es können Rückschlüsse auf die Ausgangsmenge gezogen werden.

Im TaqMan-Assay binden innerhalb der Amplifizierungssequenz Sonden, die an ihrem 5'-Ende einen Reporterfarbstoff und an ihrem 3'-Ende einen *Quencher* (Fluoreszenslöscher) beinhalten. Die zur Fluoreszenz nötige Energie wird in der intakten Sonde über Förster-Resonanzenergietransfer (FRET) auf den *Quencher* übertragen und in Wärme umgewandelt und das Fluoreszenzsignal somit unterdrückt. Während der Amplifikation wird die Sonde durch die 5'-Exonukleaseaktivität der Taq-Polymerase gespalten und der *Quencher* vom Reporter getrennt. Das daraus resultierende Fluoreszenzsignal ist proportional zur Menge an neugebildetem Amplifikationsprodukt und lässt Rückschlüsse auf die Ausgangsmenge zu.

Die Genexpression wurden relativ quantifiziert und mit Hilfe einer Standardkurve bestimmt. Bei der relativen Quantifizierung wird das Signal des gesuchten Gens in Bezug auf die Ausgangsmenge der Gesamt-cDNA normalisiert, indem die Expression des gesuchten Gens durch die Expression eines konstitutiv exprimierten, nicht regulierten Gens, in diesem Fall *18S*-rRNA, geteilt wird. Aus den cDNA-Proben für jedes qPCR-Experiment wurde eine Standardreihe mit den Konzentrationen 2×, 1×, 0,5× und 0,25× pipettiert und mit auf die Versuchsplatte gegeben. Anhand einer hieraus gebildeten Standardgeraden konnte das relative Expressionslevel des jeweiligen untersuchten Gens bestimmt werden.

Die qPCR-Primer wurden für eine Annealingtemperatur von 60 °C designed. Das qPCR-Programm bestand aus einer Initiationsphase von 10 min bei 95 °C und 40 Zyklen von 15 sek bei 95 °C zur Denaturierung, gefolgt von 1 min bei 60 °C zum Primerannealing und Elongation.

2.12 DNA-Isolation

Aus der verbleibenden Interphase und organischen Phase der RNA-Isolation mit TRIzol, wurde DNA extrahiert. Die DNA wurde durch Zugabe von 0,3 ml 100 % Ethanol zum verbleibenden Gewebshomogenat ausgefällt und das entstandene DNA-Aggregat in einer 0,1 M Natriumcitratlösung in 10 % Ethanol überführt und für 30 min inkubiert. Nach Zentrifugation bei 2.000 g für 5 min wurde der Überstand verworfen und eine erneute Waschung in 0,1 M Natriumcitratlösung in 10 % Ethanol durchgeführt. Anschließend erfolgte eine zehnminütige Lufttrocknung des DNA-Pellets und eine Lösung der DNA in 300 µl 8 mM NaOH. Zellfragmente wurden bei 12.000 g für 10 min abzentrifugiert und die gelöste DNA in ein neues Röhrchen überführt. Hierbei wurde der pH durch Zugabe von 30 µl 0,1 M HEPES auf einen pH-Wert von ~8,4 eingestellt und die DNA bei 4 °C gelagert.

2.13 Multiplex-PCR zur Verifizierung der Rekombination

Die Multiplex-PCR erlaubt eine qualitative Beurteilung der Rekombination. Dafür sind drei Primer so konstruiert, dass eine Unterscheidung zwischen wildtyp, gefloxtem und rekombiniertem Allel möglich ist. Der Forward-Primer F1 bindet in 5'-Richtung der 5'-loxP-Stelle, der Forward-Primer F2 in 5'-Richtung der 3'-loxP-Stelle und der Reverse-Primer R in 3'-Richtung der 3'-loxP-Stelle. In dem nicht rekombinierten Allel ist aufgrund des Abstandes zwischen F1 und R nur eine Amplifizierung zwischen F2 und R möglich. Diese liefern entweder eine 2-lox-Bande bei gefloxtem Allel, oder bei ungefloxtem Allel die um die loxP-Stelle kürzere wildtyp Bande. Ist Cre aktiv, wird der von den loxP-Stellen umschlossene Abschnitt exzidiert. Die Anlagerungsstelle für F2 wird dabei entfernt und F1 und R rücken näher zusammen, sodass nun eine 1-lox Bande amplifiziert wird (s. Abb. 5, nächste Seite).

2.14 Messung des relativen Gehalts an mitochondrialer DNA (mtDNA)

Genomische DNA wurde wie zuvor erläutert isoliert und auf eine Konzentration von 2 ng/µl verdünnt. Anschließend konnte mittels qPCR die Menge des mitochondrial kodierten Gens *Mtnd1* und des nukleär kodierten Gens *18S-rRNA* bestimmt werden. Der Quotient mtDNA/nDNA, der beiden relativen

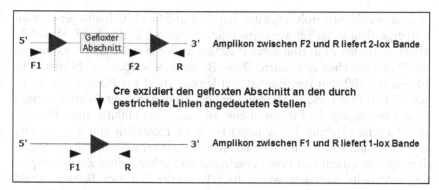

Abbildung 5:   Schematische Darstellung der qualitativen Rekombinationsanalyse.

Quantitäten, stellt ein direktes Maß des Verhältnisses von mtDNA zu nDNA und somit der mitochondrialen Masse pro Zelle dar.

2.15 Genomweite Microarray-Genexpressionsanalyse

Zur Microarrayanalyse wurden mRNA-Proben dem *Vanderbilt Technologies for Advanced Genomics* (*VANTAGE*) Zentrum übergeben und die genomweite Genexpression mit einem Exon/Gen (WT) Microarray chip (Affimetrix) bestimmt. Die Intensitätswerte jeder einzelnen Hybridisation wurden auf das Durchschnittssignal des gesamten Arrays bezogen und mittels *Robust Multichip Average* (*RMA*) Analyse normalisiert. Die Feststellung statistisch signifikanter Unterschiede zwischen den Versuchsgruppen erfolgte mithilfe eines moderierten t-Test. Bei einem 1,5-fachen Unterschied der Genexpression und einem korrigiertem p-Wert <0,05 zwischen den Versuchsgruppen wurde eine differentielle Genexpression angenommen. Heatmaps wurden mit *Heatmap builder* Software (http://ashleylab.stanford.edu/tools_scripts.html) erstellt.

2.16 Bestimmung der glomerulären Filtrationsrate (GFR)

Die GFR wurde anhand der Inulin-Plasma-Clearance bestimmt. 5 % FITC-Inulin (Sigma) in 0,9 % Natriumchloridlösung wurde über Nacht in Dialyseröhrchen (Spectrum Labs) mit einer Molekulargewicht-Abtrennungsgrenze (MWCO) von 1 kd in 2 Liter 0,9 % Natriumchloridlösung dialysiert. Den

Mäusen wurde eine Bolusinjektion mit 3,74 µl 5 % FITC-Inulin per Gramm Körpergewicht in die Schwanzvene injiziert. Nach 3, 7, 10, 15, 35, 55 und 75 Minuten wurden 20 µl Blut durch Punktion der Vena saphena in heparinisierten Plasmaröhrchen gewonnen. Diese Blutproben wurden anschließend für 10 min bei 400 rpm zentrifugiert und jeweils 10 µl des Plasmas mit 40 µl 500 mM HEPES versetzt. Die Messung des Fluoreszenzsignals erfolgte nach einer Übertragung der Proben in eine 96-Lochplatte mithilfe eines Fluoreszenzlesegerät (Thermo Labsystems) bei einer Exzitation von 485 nm und einer Emission von 538 nm. Die erhaltenen Messwerte wurden in das Statistikprogramm Graph Pad Prism übertragen und anhand eines Zwei-Kompartiment-Modells analysiert, wobei die x-Werte der Zeit nach Bolusgabe und die y-Werte der Fluoreszenzintensität entsprachen. Mit der Formel GFR = I/(A/α + B/β) konnte die GFR bestimmt werden. Hierbei steht I für die Fluoreszenzintensität der verabreichten FITC-Inulin-Dosis, α für die erste Verfallskonstante, β für die zweite Verfallskonstante, A dem Schnittpunkt mit der y-Achse der ersten Verfallskonstante und B dem Schnittpunkt mit der y-Achse der zweiten Verfallskonstante (Qi Z et al., 2004).

2.17 Bestimmung des renalen Blutflusses (RBF)

Mittels ^{99m}Tc-MAG3 Szintigrafie konnte der RBF in Knockout- und Kontrollmäusen verglichen werden. Die Versuchstiere wurden dafür dem *Mouse Kidney Imaging Core* der *Vanderbilt University* übergeben, um dort den RBF bestimmen zu lassen. Die ermittelte Steigung der initialen Radionuklidaufnahme ist ein Maß der renalen Perfusion und wird in 1/s angegeben (Tantawy et al. 2012).

2.18 Bestimmung der Blut-Harnstoff-Stickstoffkonzentration (BUN)

Der BUN (engl. *blood urea nitrogen*) wurde mit einem kommerziell erhältlichen biochemischen Testkit (Quantichrome; BioAssay Systems) bestimmt. Hierbei reagiert o-Phthalaldehyd mit Harnstoff und das entstehende Produkt bildet mit N-(1-naphthyl)-Ethylenediamin ein Farbprodukt in einem direkt proportionalen Verhältnis (Jung et al. 1975). Serumproben wurden für 20 min in der Arbeitslösung inkubiert und die Farbintensität bei 520 nm mittels

UV-Spektrometrie bestimmt. Unter Verwendung folgender Formel konnte im Anschluss auf die Serum-BUN-Konzentration geschlossen werden:

$$\text{BUN} = \frac{OD^{Probe} - OD^{Blank}}{OD^{Standard} - OD^{Blank}} \times 50 \frac{mg}{dl} \div 2{,}14$$

2.19 Bestimmung der EPO-Konzentration im Serum

Der EPO-Serumspiegel wurde mit einem kommerziell erworbenen Sandwich-ELISA (R&D Systems) bestimmt. Die Serumproben wurden dafür auf die mit anti-EPO-Antikörpern beschichteten Vertiefungen der Mikrotiterplatten gegeben und für zwei Stunden inkubiert. Nach einer Waschung erfolgte eine weitere zweistündige Inkubation mit einem Meerrettichperoxidasekonjugiertem anti-EPO-Antikörper, welcher an einem anderen Epitop als der erste Antikörper bindet. Nach erneuter Waschung erfolgte eine dreißigminütige Inkubation mit Substratlösung, welche aus Wasserstoffperoxid und dem Chromogen Tetramethylbenzidin besteht und durch die gebundene Meerrettichperoxidase in ein blaues Farbprodukt umgewandelt wird. Durch Zugabe einer schwefelsäurehaltigen Stopplösung wurde die enzymatische Reaktion beendet und das blaue Farbprodukt in ein gelbes Endprodukt umgewandelt, welches in einem UV-Spektrometer (Thermo Labsystems) bei 450 nm gemessen wurde und dessen Farbintensität proportional zur vorhandenen EPO-Konzentration ist. Durch Verwendung einer Standardkurve, welche mittels einer Verdünnungsreihe eines EPO-Standards mit bekannter Konzentration von rekombinanten EPO erstellt wurde, konnte auf die absolute EPO-Konzentration im Serum geschlossen werden.

2.20 Bestimmung der Retikulozytenzahl

Der Anteil an zirkulierenden Retikulozyten im Vollblut wurde nach der Methode von Lee et al. bestimmt (Lee et al. 1986). Venöse Blutproben wurden dazu durch Punktion der Vena saphena magna gewonnen. Anschließend wurden jeweils 3 µl Blut mit 2 ml einer Thiazol-Orange-Lösung (100 µg/l in PBS) versetzt und für 30 min unter Lichtschutz inkubiert. Die Proben wurden dem *Flow Cytometry Core* der *Vanderbilt University* zur Durchführung der Durchflusszytometrie übergeben. Thiazol-Orange bindet an die RNA, welche in Retikulozyten vorhanden ist und emittiert Licht bei 530 nm unter

Exzitation bei 488 nm. Durch sogenanntes *Gating* der Erythrozytenpopulation und Bestimmung der fluoreszierenden Zellenpopulation kann auf den prozentualen Anteil der fluoreszierenden Erythrozytenpopulation geschlossen werden, welche die Retikulozyten darstellen.

2.21 Blutbildanalyse

Die Erythrozytenzahl (RBC), die Hämoglobinkonzentration (Hb) und der Hämatokrit (Hct) wurden mit einem Hemavet 950 FS Blutanalysator (Drew Scientific) bestimmt. Hierzu wurden 20 µl Blut in EDTA-Röhrchen durch Punktion der Vena saphena magna gewonnen. Vor jeder Analyse erfolgte die Messung des Leerwertes sowie eines von der Firma bereit gestellten Kontrollblutes.

2.22 Bestimmung der Blutgase und Natrium- und Kaliumkonzentration im Plasma

Die Analyse der Blutgase sowie der Na^+- und K^+-Konzentrationen erfolgte in einem i-STAT Analysegerät (Abbott). Zur Bestimmung der Plasma Na^+- und K^+-Konzentration wurden durch Punktion der Vena saphena magna etwa 60 µl Blut in Lithium-Heparin Röhrchen gewonnen und in eine EC8+ Kartusche (Abbott) pipettiert, in ein i-STAT Analysegerät eingeführt und die Werte abgelesen.

Die arterielle Blutgasanalyse erfolgte nach Katheterisierung der Arteria carotis interna durch das *Mouse Metabolic Phenotyping Center* der *Vanderbilt University* und unter Verwendung von GC8+ i-STAT Kartuschen.

2.23 Respiratorische Messungen

Respiratorische Messungen von kortikalen und medullären Gewebsproben wurden in einem O2k Oxygraphen (Oroboros) durchgeführt. Im Oxygraphen befinden sich zwei luftdicht verschließbare Kammern, die jeweils mit einer polarografischen Elektrode vom Clark-Typ ausgestattet sind. Diese misst molekularen Sauerstoff (O_2), indem an der Elektrode O_2 zu Hydroxid-Ionen (OH^-) reduziert wird, wobei der dabei entstehende elektrische Strom dem gegeben O_2-Partialdruck (pO_2) direkt proportional ist.

Nierenkortices und -medullae von Knockout- und Kontrollmäusen wurden im Respirationsmedium Mir05 in einer auf Eis liegenden Petrischale mit einer Rasierklinge zerstückelt und mit Mir05 auf eine Konzentration von 1 mg/ml gebracht. 2 ml dieser Gewebssuspension wurden anschließend in die Kammern pipettiert, sodass der O_2-Verbrauch unter Verwendung eines Substrat-Inhibitor-Protokolls bei 37 °C gemessen werden konnte.

Zunächst wurden 15 µl einer 2 mM Malat und 10 mM Glutamatlösung mit einer Hamilton-Spritze in die Messkammern injiziert. An diesem Schritt ist die Respiration des Gewebes noch minimal, da der Elektronenfluss der Atmungskette durch den Mangel an ADP zur Bildung von ATP durch die ATP-Synthase inhibiert ist, was als Ruherespiration (*state 2* Respiration) bezeichnet wird (Nicholls und Ferguson 2002). Nach Stabilisierung des Signals wurde eine *state 3* Respiration über Komplex I (CI) durch Zugabe von 10 µl einer 0,5 M ADP Lösung induziert. Die Spezifität für den Komplex I ist durch die Substrate Glutamat und Malat bedingt, welche über NADH nur Elektronen durch Komplex I in die Atmungskette einspeisen. Daraufhin wurde CI durch Titration von 1 µl 0,5 µM Rotenonlösung inhibiert und im nächsten Schritt die Respiration über Komplex II (CII) durch Zugabe von 20 µl 10 mM Succinatlösung erzielt. Anschließend erfolgte die Inhibierung der gesamten Elektronentransportkette durch Zugabe von 1 µl 2,5 µM Antimycin-A-Lösung, einem spezifischen Inhibitor von Komplex III (CIII). Zur Bestimmung der Aktivität von Komplex IV (CIV) wurden 10 µl einer 0,5 mM Tetramethylphenylenediamin (TMPD) und 2 mM Ascorbatlösung in die Versuchskammern titriert. TMPD ist eine stark reduzierende Substanz, die in der Zelle vorhandenes Cytochrom c reduziert und ein artifizielles Substrat für die Cytochrom-c-Oxidase (CIV) darstellt. Ascorbat hält TMPD selbst in einem reduzierten Zustand.

Während des Experiments wurden die O_2-Konzentration in der Kammer und die Rate des O_2-Verbrauchs (O_2-Flux) mit dem Computerprogramm DatLab aufgezeichnet (s. Abb. 6).

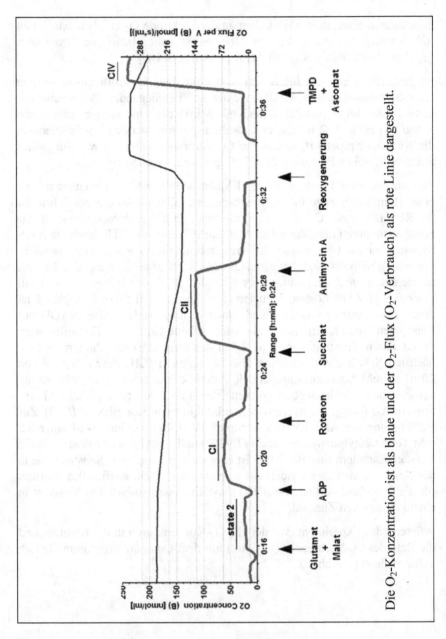

Abbildung 6:   Aufzeichung einer respiratorischen Messung.

Die O_2-Konzentration ist als blaue und der O_2-Flux (O_2-Verbrauch) als rote Linie dargestellt.

2.24 Messung der Citrat-Synthase-Aktivität

Die Citrat-Synthase (CS) ist ein Leitenzym der mitochondrialen Matrix, welches die Bildung von Citrat, dem ersten Schritt des Citratzyklus katalysiert. Die Aktivität der CS ist ein allgemein akzeptierter Marker der mitochondriale Masse, da die CS-Aktivität eng mit der Mitochondrienzahl pro Zelle korreliert (Rooyackers et al. 1996). Die CS katalysiert die Reaktion von Acetyl-Coenzym A (Acetyl-CoA) und Oxalacetat zu Citrat und Coenzym-A (CoA-SH). CoA-SH reagiert mit 5,5'-Dithio-2-Nitrobenzolsäure (DTNB), was zur Bildung von Thionitrobenzoat führt, welches im UV-Spektrometer ein Absorptionsmaximum bei 412 nm aufweist. Ein 1 ml Aliquot, der für die respirometrischen Messungen verwendeten Gewebssuspension, wurde homogenisiert und bei –20 °C zur weiteren Bearbeitung aufbewahrt. 20 µl Gewebshomogenat wurden mit 140 µl H_2O, 20 µl DTNB (1 mM in Tris-HCl Puffer), 5 µl 10 % Triton X-100 und 5 µl 12,2 mM Acetyl-CoA versetzt und in eine 96-Lochplatte pipettiert. Die Reaktion wurde durch Zugabe von 10 µl 10 mM Oxalacetat gestartet und die Absorption bei 412 nm kontinuierlich alle 10 Sekunden für 3 min bei Raumtemperatur gemessen. Aus den Messwerten wurden mittels linearer Regressionsanalyse eine Gerade und deren Steigung ermittelt. Die CS-Aktivität wurde mit folgender Formel berechnet:

$$v = \frac{r_A}{\iota \times \varepsilon_B} \times \frac{V_{Küvette}}{V_{Probe} \times \rho}$$

v : spezifische Aktivität der CS; r_A : Rate der Absorptionsveränderung (min^{-1}); ι : optische Weglänge; ε_B : Extinktionskoeffizient von TNB bei 412 nm und pH 8,1 ($13,6 \ mM^{-1} \times cm^{-1}$); $V_{Küvette}$: Küvettenvolumen; V_{Probe} : Probenvolumen; ρ: Probenkonzentration (mg/ml)

2.25 Bestimmung des kortikalen Gewebesauerstoffpartialdruckes (PtO₂)

Der kortikale PtO_2 wurde mit einer modifizierten Clark-Typ Elektrode mit 8-10 µm Durchmesser (Unisense) bestimmt. Eine Zweipunktkalibrierung erfolgte in einer mit N_2-Gas saturierter Salzlösung (PO_2 = 0 mmHg) und in einer mit Umgebungsluft saturierter Salzlösung (PO_2 = 159 mmHg).

Die Versuchstiere wurden mit einer Isofluraninhalation anästhesiert und die Kernkörpertemperatur mit einer Rektalprobe zwischen 36,5 und 37,5 °C gehalten. Eine Wärmelampe sicherte dabei eine stabile Umgebungstemperatur. Die linke Niere wurde mit einem Flankenschnitt dargestellt und ohne Zerrung der renalen Gefäße auf einer Halterung stabilisiert. Die Nierenkapsel wurde entfernt und die Niere mit Mineralöl zur Wärmedämmung benetzt. Für jede Maus wurden mindestens drei unabhängige Messungen 1 mm unterhalb der Nierenoberfläche am kortiko-medullären Übergang bestimmt. Zur statistischen Analyse wurden die Durchschnittswerte individueller Mäuse verwendet.

2.26 Behandlung der Mäuse mit einem Prolylhydroxylaseinhibitor

Der Prolylhydroxylaseinhibitor (PHI) GSK1002083A (GlaxoSmithKline) wurde den Mäusen einmal 24 h und einmal 4 h vor Tötung in 1 % Methylzellulose in einer Konzentration von 60 mg/kg mit einer Magensonde zugeführt.

2.27 Statistik

Beim Vergleich von zwei Gruppen wurde der Student's-t-Test und beim Vergleich von mehreren Gruppen der one-way-ANOVA-Test und eine Bonferroni-post-hoc-Analyse angewendet. Das Signifikanzniveau lag bei 5 %.

3 Ergebnisse

3.1 Charakterisierung der Pax8-rtTA;LC-1;$Vhl^{flox/flox}$ (P8;$Vhl^{f/f}$) Mäuse

3.1.1 Visualisierung der Cre-Aktivität im Pax8-rtTA vermittelten Knockout

Zur Darstellung der Cre-Aktivität in den Nieren der Pax8-rtTA;LC-1 Mauslinie wurde eine X-Gal Färbung durchgeführt. Vier Wochen alte Pax8-rtTA/LC-1/R26R (P8;R26R) und Cre-negative (Cre⁻) Mäuse wurden hierfür zur Induktion des Knockouts für zwei Wochen mit Doxycyclin behandelt. In P8;R26R Mäusen war von Kortex bis Medulla der Großteil des Nierenparenchyms blaugefärbt, während in Cre⁻ Nieren keine Färbung sichtbar war (Abb. 7A und B). Dabei wiesen im Kortex tubuläre Epithelzellen Cre-Aktivität auf, während die Glomeruli nicht angefärbt wurden (Abb. 7C). Der Originalarbeit entsprechend ermöglicht die Pax8-rtTA Mauslinie somit einen Epithel-spezifischen Knockout entlang des gesamten Nephrons (Traykova-Brauch et al. 2008).

Mittels Multiplex-PCR konnte die Rekombination des *Vhl*-Gens in Nieren und Lebern, jedoch nicht in Schwanzbiopsien von P8;$Vhl^{f/f}$ Mäusen nachgewiesen werden (Abb. 7D).

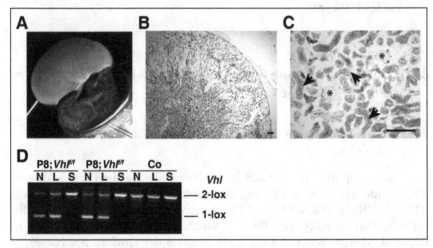

Abbildung 7: **Cre-Aktivität im Pax8-rtTA vermittelten Knockoutsystem.** (A) Ma-
kroskopische Aufnahmen einer P8;R26R und einer Cre⁻ Niere. Die Blau-
färbung der gesamten Niere spricht für eine Rekombination in allen Nie-
renarealen. (B) Histologische Übersichtsaufnahme von Kortex und Medulla. (C) Detailaufnahme vom Kortex. Die Tubuluszellen (Pfeile) sind
blaugefärbt, während die Glomeruli (Sternchen) keine Färbung aufweisen. (D) PCR-Rekombinationsanalyse an genomischer DNA aus Nieren
(N) Leber (L) und Schwanzbiopsien (S) von P8;*Vhl^{f/f}* und Kontrollmäusen. Skalierungsbalken ≙ 200 μm; 2-lox, nicht-rekombiniertes konditionelles Allel; 1-lox, rekombiniertes Allel.

3.1.2   Stabilisierung von HIF-α in Vhl-defizienten renalen Tubuli und Hepatozyten

Die Auswirkung einer *Vhl*-Ablation auf die Stabilisierung von HIF-1α und
HIF-2α wurde immunohistochemisch zwei Wochen nach Induktion des
Knockouts untersucht. In der Niere führte der Knockout zu einer starken
nukleären Akkumulation von HIF-1α sowohl im Kortex als auch in der
Medulla. HIF-2α war dabei in den kortikalen Tubuli deutlich, in der Medulla
jedoch fraglich nachweisbar (Abb. 8). Interstitielle Zellen oder Glomeruli
zeigten keine Färbung. In der Leber von P8;*Vhl^{f/f}* Mäusen wurde HIF-2α in
periportal gelegenen Hepatozyten nachgewiesen (etwa 5 % aller Hepatozyten), wobei HIF-1α nicht eindeutig nachgewiesen werden konnte (Abb. 8).
Dies zeigt, dass die Pax8-rtTA vermittelte *Vhl*-Deletion eine permanente
HIF-Aktivierung in renalen Epithelzellen und periportal gelegenen Hepatozyten bewirkt.

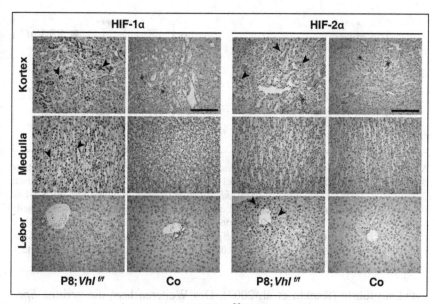

Abbildung 8:   **HIF-α Expression in P8;*Vhl*$^{f/f}$ Mäusen.** Starke nukleäre Färbung von HIF-1α in Kortex und Medulla der Nieren von P8;*Vhl*$^{f/f}$ Mäusen. HIF-2α ist im Vergleich zur Medulla vor allem im Kortex nachweisbar. In der Leber finden sich periportal gelegenen Hepatozyten mit nukleärer Akkumulation von HIF-2α. Cre$^-$ Kontrollen (Co) weisen keine HIF Akkumulation auf. Pfeilspitzen deuten auf angefärbte Nuklei. Sternchen markieren Glomeruli. Skalierungsbalken $\triangleq$ 200 μm.

3.1.3   Einfluss der Pax8-rtTA vermittelten Vhl-Ablation auf den Hämatokrit und die EPO-Produktion

P8;*Vhl*$^{f/f}$ Mäuse und Kontrollmäuse wurden hinsichtlich des Hämatokrits (Hct) und der *Epo*-Expression in der Niere und der Leber drei Wochen nach *Vhl*-Ablation untersucht. Die P8;*Vhl*$^{f/f}$ Mäuse waren polyzythämisch mit einem Hct von 65.7 ± 0.7 % (n = 3) im Vergleich zu 47,7 ± 1,2 % (n = 3) in den Kontrollmäusen (Abb. 9A). Die Polyzythämie war auf eine massive Induktion der hepatischen *Epo*-Produktion in P8;*Vhl*$^{f/f}$ Mäusen zurückzuführen, während die renale *Epo*-Produktion supprimiert war (Abb. 9B). Die Pax8-rtTA vermittelte *Vhl*-Ablation stimmt hierbei mit früheren Arbeiten aus unserem Labor überein, in denen eine hepatische HIF-2-Stabilisierung zu einer hepatischer *Epo*-Induktion und damit einhergehend zu einer Poly-

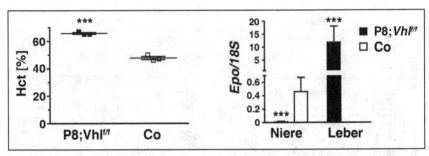

Abbildung 9:   **P8;*Vhl^{f/f}* Mäuse sind aufgrund einer hepatischen *Epo*-Induktion polyzythämisch.** (Links) Hct-Werte von P8;*Vhl^{f/f}* und Kontrollmäusen (Co) drei Wochen nach *Vhl*-Ablation. (Rechts) Relative *Epo*-mRNA-Expression in Nieren und Lebern von P8;*Vhl^{f/f}* und Co Mäusen (jeweils n = 3). *Epo*-mRNA-Werte wurden auf die Expression von *18S*-RNA normalisiert. Sternchen zeigen einen statistischen Unterschied zur Kontrollgruppe an; *** $p < 0{,}001$; Gezeigt sind arithmetische Mittelwerte ± SEM.

zythämie führte (Rankin et al. 2007). Des Weiteren lässt die geringe *Epo*-Expression in P8;*Vhl^{f/f}* Nieren darauf schließen, dass REPC vom Knockout nicht betroffen sind, da eine *Vhl*-Deletion in REPC mit einem pan-renalen Cre (*Pax3*-Cre) zu einer Induktion von *Epo* führt (Daten nicht gezeigt).

3.1.4   *Entwicklung des Hämatokrits von P8;Vhl^{f/f} Mäusen im zeitlichen Verlauf*

Die Entwicklung der Polyzythämie wurde in einer Gruppe von P8;*Vhl^{f/f}* Mäusen verschiedenen Alters untersucht, bei denen die Induktion des Knockouts drei bis sechs Monate zurücklag. Von Woche 13 bis 22 nach *Vhl*-Deletion zeigte sich eine Abnahme der Hct-Werte von anfangs maximal 79 % bis zu 22 % am Ende des Untersuchungszeitraums (r^2: 0,41; $p < 0{,}01$) (Abb. 10A). Eine Subgruppenanalyse der polyzythämischen Mäuse (Hct > 55 %) vier Wochen später zeigte einen signifikanten Abfall aller individuellen Hct-Werte (*p* < 0,001) (Abb. 10B). Hieraus ließ sich folgern, dass P8;*Vhl^{f/f}* Mäuse 2-3 Monate nach Induktion des Knockouts aus einer initialen Polyzythämie heraus eine Anämie entwickeln. Dies wurde durch weitere Hct-Messungen in älteren P8;*Vhl^{f/f}* Mäusen bestätigt.

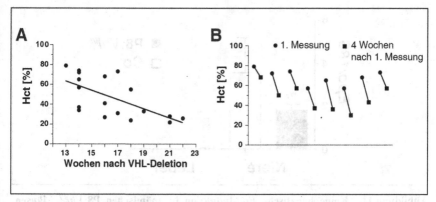

Abbildung 10: **Polyzythämie in P8;*Vhl*^{f/f} Mäusen mündet in Anämie.** (A) Hct-Werte von P8;*Vhl*^{f/f} Mäusen mit unterschiedlichem zeitlichen Abstand zur Knockoutinduktion. (B) Zweite Hct-Messungen vier Wochen nach initialer Messung in den polyzythämischen P8;*Vhl*^{f/f} Mäusen.

3.1.5   Hepatisches Epo in anämischen P8;Vhl^{f/f} Mäusen

In anämischen P8;*Vhl*^{f/f} Mäusen (Hct < 40 %) wurde die renale und hepatische *Epo*-Expression bestimmt. Im Gegensatz zu polyzythämischen P8;*Vhl*^{f/f} Mäusen wenige Wochen nach *Vhl*-Ablation, war die hepatische *Epo*-Expression in anämischen Mäusen nicht erhöht (Abb. 11). Dies lässt darauf schließen, dass die von der *Vhl*-Deletion betroffenen Hepatozyten im zeitlichen Verlauf die Kapazität verlieren EPO zu produzieren. Interessanterweise führt der Verlust des *VHL*-Gens zu einer Beschleunigung der zellulären Seneszenz (Young et al. 2008). Daher liegt die Vermutung nahe, dass EPO-produzierende *Vhl*-defiziente Hepatozyten schneller altern und von Hepatozyten mit funktionellem *Vhl*-Allel ersetzt werden, und so die aberrante hepatische EPO-Produktion versiegt.

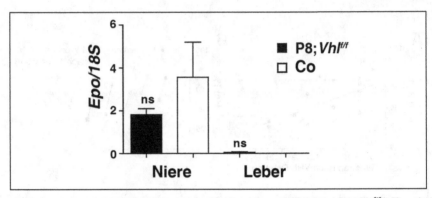

Abbildung 11: **Keine hepatische *Epo*-Induktion in anämischen P8;*Vhl^{f/f}* Mäusen.**
Relative *Epo*-mRNA-Expression in Nieren und Lebern von anämischen
P8;*Vhl^{f/f}* und Cre⁻ Kontrollmäusen (Co) (n = 6 und 4). ns, kein statisti-
scher Unterschied im Vergleich zu Kontrollen.
Gezeigt sind arithmetische Mittelwerte ± SEM.

3.1.6   Serum-EPO-Werte in anämischen P8;*Vhl^{f/f}* Mäusen

Zur weiteren Charakterisierung der Anämie in alten P8;*Vhl^{f/f}* Mäusen wurden
deren sEPO-Werte bestimmt, die im Vergleich zu den sEPO-Werten von
Kontrollmäusen nicht signifikant verändert waren (Daten nicht gezeigt). Die
sEPO-Werte der alten P8;*Vhl^{f/f}* Mäuse waren jedoch deutlich niedriger als die
sEPO-Werte von Kontrollmäusen, die auf einen vergleichbaren Hct geblutet
wurden (Abb. 12). Dies spricht für eine Anämie renalen Ursprungs, bei der
die Niere die Fähigkeit verloren hat auf einen niedrigen Hct mit einer gesteigerten EPO-Produktion zu reagieren.

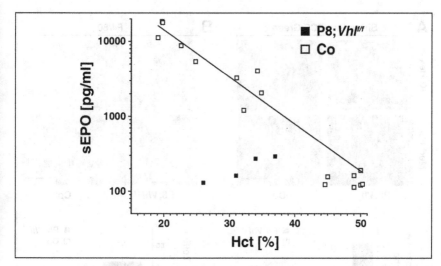

Abbildung 12:   Renale Anämie in alten P8;$Vhl^{f/f}$ Mäusen. Dargestellt sind Hct-Werte und entsprechende (Serum-EPO) sEPO-Werte von Kontrollmäusen (Co), deren Hct mittels Phlebotomie gesenkt wurde und Hct-Werte von alten P8;$Vhl^{f/f}$ Mäusen mit entsprechendem sEPO-Wert.

3.1.7   Die tubuläre Ablation von Vhl führt langfristig zu einer renalen Schädigung

Eine konstitutive *Vhl*-Deletion im proximalen Tubulus führt in über 12 Monate alten Mäusen zu einer Fibrosierung der Niere (Kimura et al. 2008). Daher wurde das Ausmaß einer renalen Fibrose in P8;$Vhl^{f/f}$ Mäusen 4 Monate nach Induktion des Knockouts mittels Sirius Red/FCF Green Färbung untersucht. Eine Infiltration von inflammatorischen Zellen wurde durch immunhistochemische Darstellung des Makrophagenmarkers F4/80 bestimmt. In P8;$Vhl^{f/f}$ Mäusen entwickelte sich 4 Monate nach Induktion des Knockouts eine medullär lokalisierte Fibrose (Abb.13A). Diese wurde von einer massiven medullären Infiltration F4/80 positiver Makrophagen begleitet, und auch im Kortex fand sich eine signifikant erhöhte Anzahl F4/80 positiver Makrophagen (Abb. 13B). Expressionsanalysen profibrotischer Gene aus Nierengewebshomogenaten von P8;$Vhl^{f/f}$ Mäusen (n = 6) ergaben eine signifikante Erhöhung von *collagen, type I, alpha 1* (*Col1a1*), *lysyl oxidase homolog 2* (*Loxl2*), *plasminogen activator inhibitor-1* (*Pai*), *alpha smooth muscle actin* (*a-Sma*) und *vimentin* (*Vim*) im Vergleich zu Kontrollmäusen (n = 4) (Abb. 14A).

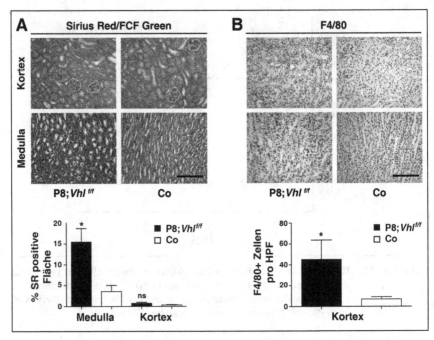

Abbildung 13: Renale Fibrose und Inflammation 4 Monate nach *Vhl*-Ablation.
(A) Medulläre Fibrose in Nieren von P8;*Vhl^{f/f}* Mäusen (n = 5) im Vergleich zu Kontrollmäusen (n = 5). (B) Massive medulläre Infiltration, sowie signifikant erhöhte Anzahl kortikaler F4/80⁺ Makrophagen in P8;*Vhl^{f/f}* Nieren (n = 4) im Vergleich zu Kontrollnieren (n = 3). Sternchen zeigen einen statistischen Unterschied zur Kontrollgruppe an; * $p < 0,05$; ns, kein statistischer Unterschied im Vergleich zur Kontrolle. Gezeigt sind arithmetische Mittelwerte ± SEM. Co, Cre⁻ Kontrolle. Skalierungsbalken ≙ 200 µm.

Eine Schädigung des Nierenparenchyms führt zu einer gesteigerten Expression von *kidney injury molecule 1* (*Kim1*) in den proximalen Tubuli und *neutrophil gelatinase-associated lipocalin* (*Ngal*) in den distalen Nephronsegmenten (Bonventre und Yang 2011). *Ngal* war im Vergleich zu *Kim1* um ein vielfaches stärker in den Nieren von P8;*Vhl^{f/f}* Mäusen induziert (Abb. 13B). Damit entsprach die Genexpressionsanalyse von *Kim1* und *Ngal* der vorwiegend medullär lokalisierten Schädigung der Niere. Die Expressionslevel der Zytokine Interleukin-1 beta (*Il-1b*) und Interleukin-6 (*Il-6*) waren nicht signifikant erhöht. Die Expression des monozytären Markers *CD68* war entsprechend einer inflammatorischen Infiltration gesteigert (Abb. 14B).

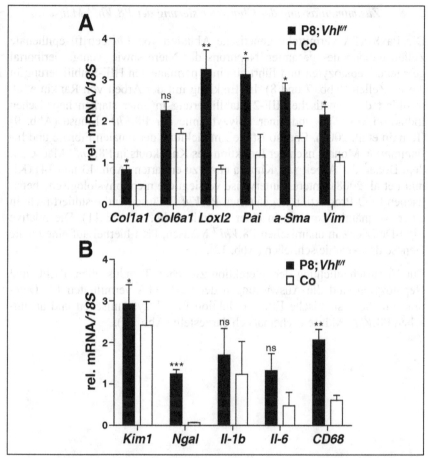

Abbildung 14: **mRNA-Expressionsanalyse profibrotischer Gene, inflammatorischer Gene und Nierenschädigungsmarkern.** (A) Profibrotische Gene. (B) Inflammatorische Gene und Nierenschädigungsmarker. Relative mRNA-Werte wurden auf die Expression von *18S*-RNA normalisiert. Sternchen zeigen einen statistischen Unterschied zur Kontrollgruppe an; * p < 0,05, ** p < 0,01 und *** p < 0,001; ns, kein statistischer Unterschied im Vergleich zur Kontrolle. Gezeigt sind arithmetische Mittelwerte ± SEM. Co, Cre⁻ Kontrollen; *collagen type I alpha 1 (Col1a1); collagen, type 6 alpha1 (Col6a1); lysyl oxidase homolog 2 (Loxl2); plasminogen activator inhibitor-1 (Pai); alpha smooth muscle actin (a-Sma); vimentin (Vim); kidney injury molecule 1 (Kim1); neutrophil gelatinase-associated lipocalin (Ngal); Interleukin-1 beta (Il-1b);* und *Interleukin-6 (Il-6).*

3.1.8   Zusammenfassung der Charakterisierung der P8;Vhl$^{f/f}$ Mäuse

Die Pax8-rtTA vermittelte genetische Ablation von *Vhl* betrifft epitheliale
Zellen entlang des gesamten Nephrons der Niere sowie wenige periportal
gelegene Hepatozyten und führt zu einer permanenten HIF-Stabilisierung in
diesen Zellen (Abb. 7 und 8). Im Einklang mit der Arbeit von Rankin et al.
resultiert die hepatische HIF-2 Stabilisierung in einer starken hepatischen
Induktion von *Epo* und einer Polyzythämie der P8;Vhl$^{f/f}$ Mäuse (Abb. 9)
(Rankin et al. 2007). Ebenso ist die Entwicklung der renalen Fibrose und Inflammation Monate nach der Induktion des Knockouts in P8;Vhl$^{f/f}$ Mäuse auf
dem Boden der Arbeit von Kimura et al. zu erwarten (Abb. 13 und 14) (Kimura et al. 2008). Interessanterweise versiegt die nicht physiologische hepatischen EPO-Produktion in gealterten P8;Vhl$^{f/f}$ Mäusen und resultiert nicht in
einer Normämie, sondern in einer Anämie (Abb. 10 und 11). Die relative
EPO-Defizienz in anämischen P8;Vhl$^{f/f}$ Mäusen, lässt hierbei auf eine renale
Genese der Anämie schließen (Abb. 12).

Zur Veranschaulichung der Interaktion zwischen Tubuluszellen, REPC und
Hepatozyten sind die Auswirkungen der Pax8-rtTA vermittelten *Vhl*-Dele-
tion auf die systemische EPO-Produktion in polyzythämischen und anämischen P8;Vhl$^{f/f}$ Mäusen schematisch dargestellt (Abb. 15).

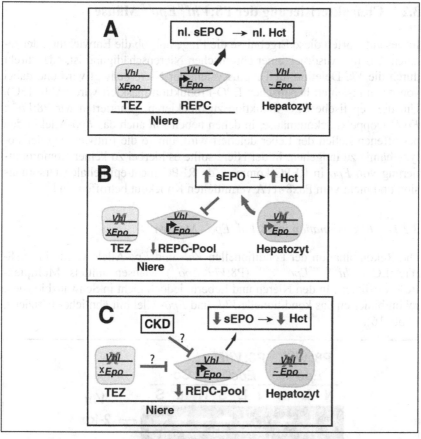

Abbildung 15: **EPO-Produktion im Pax8-rtTA vermittelten *Vhl*-Knockout.** (**A**) Physiologische EPO-Produktion. (**B**) EPO-Produktion in jungen, polyzythämischen P8;$Vhl^{f/f}$ Mäusen. Hepatische *Vhl*-Ablation resultiert in massiver hepatischer EPO-Synthese und Polyzythämie, während renales *Epo* supprimiert wird. (**C**) EPO-Produktion in alten, anämischen P8; $Vhl^{f/f}$ Mäusen. Nach Verlust der hepatischen EPO-Produktion, Inhibition der renalen EPO-Synthese durch renale Schädigung oder direkt durch tubuläre *Vhl*-Ablation. Geninaktivierung durch rotes Kreuz dargestellt. Keine Transkription des *Epo*-Gens in tubulären Epithelzellen (durch x angedeutet). Unter physiologischen Bedingungen trägt hepatisches *Epo* kaum zum sEPO-Pool bei (durch ~ angedeutet).

Hct, Hämatokrit; nl., normal; sEPO, Serum-EPO; TEZ, tubuläre Epithelzelle; REPC, renale EPO-produzierenden Zelle; CKD, chronische Nierenerkrankung

3.2   Charakterisierung der P8;$Vhl^{f/f}Epo^{f/f}$ Mäuse

Insgesamt warfen diese Ergebnisse die Frage auf, ob die Entwicklung der renalen Anämie Ausdruck einer chronischen Nierenschädigung ist, oder direkt durch die *Vhl*-Deletion im Tubulussystem der Niere bedingt wird und dabei von der transienten hepatischen EPO-Produktion maskiert wird (Abb. 15C). Um die hepatische EPO-Induktion zu blockieren, generierten wir P8;$Vhl^{f/f}$; $Epo^{f/f}$ Doppelknockoutmäuse, in denen neben *Vhl* auch das *Epo*-Allel in den betroffenen Zellen der Leber deletiert wird, um so die Entwicklung der Polyzythämie zu umgehen. In der Niere sollte es hierbei zu keiner Kompromittierung von *Epo* in REPC kommen, da REPC nicht-epithelialen Ursprungs sind und nicht vom Pax8-rtTA vermittelten Knockout betroffen sind.

3.2.1   Rekombination in P8;$Vhl^{f/f}Epo^{f/f}$ Mäusen

Die Rekombination der konditionellen *Vhl*- und *Epo*-Allele wurde in Pax8-rtTA;LC-1;$Vhl^{flox/flox}Epo^{flox/flox}$ (P8;$Vhl^{f/f}Epo^{f/f}$) Mäusen mittels Multiplex-PCR verifiziert. In den Nieren und Lebern, jedoch nicht in Schwanzbiopsien, rekombinierten das konditionelle *Vhl*- und *Epo*-Allel mit ähnlicher Effizienz. (Abb. 16).

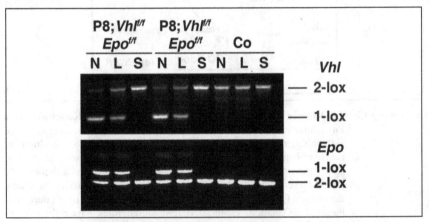

Abbildung 16:   Rekombination des konditionellen *Vhl*- und *Epo*-Allels in P8;*Vhl*^{f/f}
Epo^{f/f} **Mäusen.** PCR-Rekombinationsanalyse an genomischer DNA aus
Nieren (N) Lebern (L) und Schwanzbiopsien (S) von P8;$Vhl^{f/f}Epo^{f/f}$ und
Kontrollmäusen (Co). 2-lox Bande, nicht-rekombiniertes konditionelles
Allel;1-lox Bande, rekombiniertes Allel.

3.2.2   Blutbildanalyse in P8;*Vhl^{f/f}Epo^{f/f}* Mäusen

Drei Wochen alte P8;*Vhl^{f/f}Epo^{f/f}*, P8;*Epo^{f/f}* und Cre⁻ Kontrollmäuse wurden zur Induktion des Knockouts für zwei Wochen mit Doxycyclin behandelt. Darauf folgte eine Bestimmung des Hcts, Hämoglobins (Hb) und der Erythrozyten Zahl (*red blood cell count*; Rbc). Bei den P8;*Vhl^{f/f}Epo^{f/f}* Mäusen hatte sich im Gegensatz zu den Cre⁻ Kontrollmäusen eine Anämie entwickelt (Hct: 28,8 ± 0,8 % vs. 43,4 ± 0.6 %; Hb: 8,7 ± 0,4 g/dl vs. 13,0 ± 0,1 g/dl; Rbc: 6,2 ± 0,2 M/µl vs. 9,2 ± 0,1 M/µl; jeweils n = 5) (Abb. 17). Das Blutbild von P8;*Epo^{f/f}* Mäusen war im Vergleich mit Cre⁻ Kontrollmäusen jedoch nicht verändert. Dies belegt, dass die REPC vom Pax8-rtTA vermittelten Knockout nicht betroffen sind und die Entwicklung der Anämie auf die Inaktivierung von *Vhl* und nicht von *Epo* zurückzuführen ist.

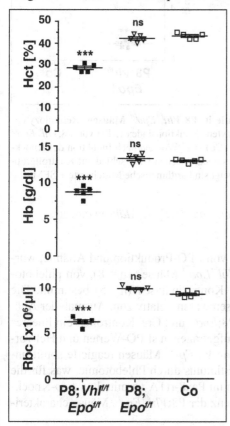

Abbildung 17:
Anämie in P8;*Vhl^{f/f}Epo^{f/f}* Mäusen.
Dargestellt sind Hct-, Hb- und Rbc-Werte von P8;*Vhl^{f/f}Epo^{f/f}*, P8;*Epo^{f/f}*, und Cre⁻ Kontrollmäusen (Co) zwei Wochen nach Induktion des Knockouts. Sternchen zeigen einen statistischen Unterschied zur Kontrollgruppe an; * p < 0,05, ** p < 0,01 und *** p < 0,001; ns, kein statistischer Unterschied im Vergleich zur Kontrolle. Gezeigt sind arithmetische Mittelwerte ± SEM. Hct, Hämatokrit; Hb, Hämoglobin; Rbc, Erythrozytenzahl *(red blood cell count)*.

3.2.3 Charakterisierung der Anämie in P8;Vhl$^{f/f}$Epo$^{f/f}$ Mäusen

Die erythropoietische Aktivität des Knochenmarks wurde anhand der Retikulozytenzahl und des Retikulozytenproduktionsindex (RPI) bestimmt. Die P8;Vhl$^{f/f}$Epo$^{f/f}$ Mäuse hatten im Vergleich zu den Cre⁻ Kontrollmäusen signifikant weniger Retikulozyten (3,0 ± 0,2 % vs 6,7 ± 0,3 %; jeweils n = 3) und einen signifikant niedrigeren RPI (1,3 ± 0,1 vs. 6,7 ± 0,3; jeweils n = 5) (Abb. 18). Dies deutet auf eine inadäquate Reifung von Erythrozyten im Knochenmark hin und klassifiziert die Anämie als hypoproliferativ.

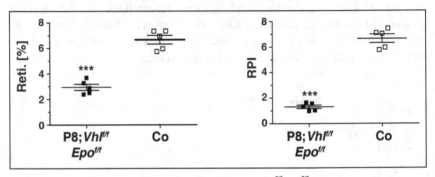

Abbildung 18: **Hypoproliferative Anämie in P8;Vhl$^{f/f}$Epo$^{f/f}$ Mäusen.** Retikulozytenzahl (Reti.) und Retikulozytenproduktionsindex (RPI) von P8;Vhl$^{f/f}$Epo$^{f/f}$ und Cre⁻ Kontrollmäusen (Co) zwei Wochen nach Induktion des Knockouts. Sternchen zeigen einen statistischen Unterschied zur Kontrollgruppe an; *** p < 0,001. Gezeigt sind arithmetische Mittelwerte ± SEM.

3.2.4 Auswirkung einer Phlebotomie von P8;Epo$^{f/f}$ Mäusen auf sEPO-Werte

Zur Untersuchung des Verhältnisses von EPO-Produktion und Anämie, wurden sEPO- und Hct-Werte von P8;Vhl$^{f/f}$Epo$^{f/f}$ Mäusen (n = 8), von phlebotomierten P8;Epo$^{f/f}$ (n = 4) und Cre⁻ Kontrollmäusen (n =5) bestimmt. Die sEPO-Werte von P8;Vhl$^{f/f}$Epo$^{f/f}$ Mäusen waren, relativ zum Ausmaß der Anämie gesehen, niedrig, während bei P8;Epo$^{f/f}$ und Cre⁻ Kontrollen ein lineares Verhältnis zwischen logarithmisch aufgetragenen sEPO-Werten und Hct vorlag (Abb. 19). Die EPO-Produktion in P8;Epo$^{f/f}$ Mäusen reagierte somit uneingeschränkt auf den hypoxischen Stimulus durch Phlebotomie, was für die Unversehrtheit der REPC-Population im Pax8-rtTA vermittelten Epo-Knockout spricht. Die relative EPO-Defizienz der P8;Vhl$^{f/f}$Epo$^{f/f}$ Mäuse charakteri-

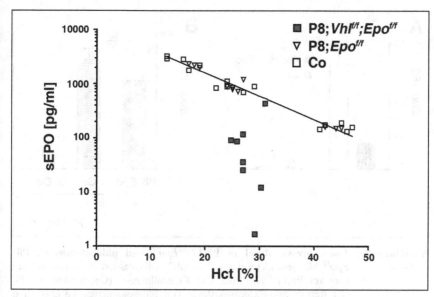

Abbildung 19: **Renale Anämie in P8;*Vhl^{f/f}Epo^{f/f}* Mäusen.** Dargestellt sind sEPO-Werte und Hct-Werte von P8;*Vhl^{f/f}Epo^{f/f}* Mäusen und von phlebotomierten P8;*Epo^{f/f}* und Cre⁻ Kontrollmäusen (Co).
Hct, Hämatokrit; sEPO, Serum-EPO-Konzentration.

siert die hypoproliferative Anämie der P8;*Vhl^{f/f}Epo^{f/f}* Mäuse als renale Anämie und macht deutlich, dass die tubuläre *Vhl*-Ablation die Ursache der Entwicklung der Anämie ist.

3.2.5 Renale Epo-Produktion in P8;*Vhl^{f/f}Epo^{f/f}* und P8;*Epo^{f/f}* Mäusen

Die *Epo*-Expressionslevel in Nieren und Lebern von P8;*Vhl^{f/f}Epo^{f/f}* und Cre⁻ Kontrollmäusen (jeweils n = 5) wurden mittels qPCR bestimmt. Im Vergleich zu den Kontrollen war die *Epo*-Expression in Nieren von P8;*Vhl^{f/f} Epo^{f/f}* Mäusen supprimiert, während die hepatische *Epo*-Expression unverändert blieb (Abb. 20A). In den phlebotomierten P8;*Epo^{f/f}* (n = 4) und Cre⁻ Kontrollenmäusen (n = 5), deren sEPO-Werte in Abb. 19 dargestellt sind, gab es keinen statistischen Unterschied bezüglich der renalen *Epo*-Induktion. Dies untermauert die Integrität der REPC-Population in P8;*Epo^{f/f}* Mäusen und macht deutlich, dass die Pax8-rtTA vermittelte *Epo*-Ablation keinen negativen Einfluss auf die renale *Epo*-Produktionsfähigkeit hat (Abb. 20B).

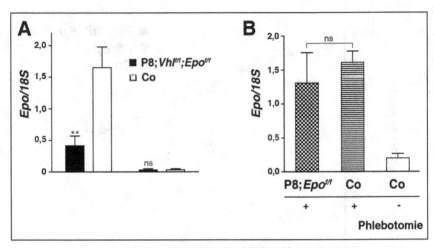

Abbildung 20: *Epo*-Expressionslevel in **P8;***Vhl^{f/f}Epo^{f/f}* und phlebotomierten **P8;** *Epo^{f/f}* **Mäusen.** (**A**) Relative *Epo*-mRNA-Expression in Nieren und Lebern von P8;*Vhl^{f/f}Epo^{f/f}* und Cre⁻ Kontrollmäusen (Co) (jeweils n = 5). (**B**) Renale *Epo*-Expressionslevel von phlebotomierten P8;*Epo^{f/f}* und Cre⁻ Kontrollmäusen (Co). *Epo*-mRNA-Werte wurden auf die Expression von *18S*-RNA normalisiert. Sternchen zeigen einen statistischen Unterschied zur Kontrollgruppe an; ** p < 0,01; ns, kein statistischer Unterschied im Vergleich zur Kontrolle. Gezeigt sind arithmetische Mittelwerte ± SEM.

3.2.6 Histologie und leukozytäre Inflitration in P8;Vhl^{f/f}Epo^{f/f} Nieren

Zwei Wochen nach der Induktion des Knockouts waren histologisch keine Hinweise auf eine Schädigung oder Fibrose des renalen Parenchyms in P8;*Vhl^{f/f}Epo^{f/f}* Mäusen zu sehen (Abb. 21A). Die inflammatorische Infiltration wurde mittels immunhistochemischer Färbung des pan-Leukozyten Markers CD45 dargestellt und semiquantitativ durch eine Auszählung bestimmt. In den Nieren von P8;*Vhl^{f/f}Epo^{f/f}* Mäusen (n = 5) war im Vergleich zu Cre⁻ Kontrollmäusen (n = 5) keine erhöhte Infiltration durch CD45⁺-Zellen festzustellen (Abb. 21B).

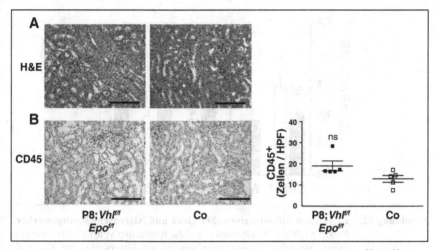

Abbildung 21: Keine renale Schädigung oder Inflammation in P8;*Vhl^{f/f}Epo^{f/f}* Mäusen. (A) Repräsentative mikroskopische Bilder H&E gefärbter kortikaler Schnitte von P8;*Vhl^{f/f}Epo^{f/f}* und Cre⁻ Kontrollmäusen (Co). (B) Immunhistochemische Darstellung und Semi-Quantifizierung von CD45⁺-Zellen in kortikalen Schnitten von P8;*Vhl^{f/f}Epo^{f/f}* und Cre⁻ Kontrollmäusen (Co). Skalierungsbalken ≙ 200 µm. ns, kein statistischer Unterschied im Vergleich zur Kontrolle.

3.2.7 Expression inflammatorischer Gene und Schädigungsmarker in Nieren von P8;*Vhl^{f/f}Epo^{f/f}* Mäusen

Die Expression von *kidney injury molecule 1* (*Kim1*), *neutrophil gelatinase-associated lipocalin* (*Ngal*), *F4/80*, Interleukin-1 beta (*Il-1b*) und Tumornekrosefaktor alpha (*Tnfa*) war zwei Wochen nach der Knockoutinduktion in P8;*Vhl^{f/f}Epo^{f/f}* Mäusen im Vergleich zu Cre⁻ Kontrollmäusen (jeweils n = 5) nicht erhöht (Abb. 22).

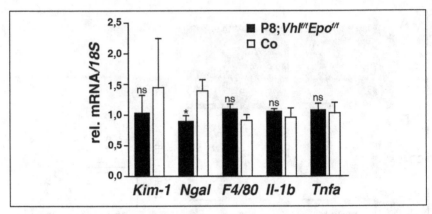

Abbildung 22:   **Expression inflammatorischer Gene und Nierenschädigungsmarker.** Relative mRNA-Werte wurden auf die Expression von *18S*-RNA normalisiert. Sternchen zeigen einen statistischen Unterschied zur Kontrollgruppe an; * $p < 0{,}05$, ns, kein statistischer Unterschied im Vergleich zur Kontrolle. Gezeigt sind arithmetische Mittelwerte ± SEM. *kidney injury molecule 1* (*Kim1*); *neutrophil gelatinase-associated lipocalin* (*Ngal*); Interleukin-1 beta (*Il-1b*); Tumornekrosefaktor alpha (*Tnfa*).

3.2.8   Renale Funktion in P8;Vhl$^{f/f}$Epo$^{f/f}$ Mäusen

Die Nierenfunktion wurde anhand der Blut-Harnstoff-Stickstoff (BUN, *blood urea nitrogen*) Konzentration und der glomerulären Filtrationsrate durch Bestimmung der Inulin-Clearance zwei Wochen nach Knockoutinduktion ermittelt. Der renale Blutfluss (RBF) wurde mittels ^{99m}Tc-MAG3 Szintigrafie bestimmt. Es fanden sich keine Hinweise auf eine veränderte renale Funktion oder Durchblutung in P8;*Vhl$^{f/f}$Epo$^{f/f}$* Mäusen (Abb. 23).

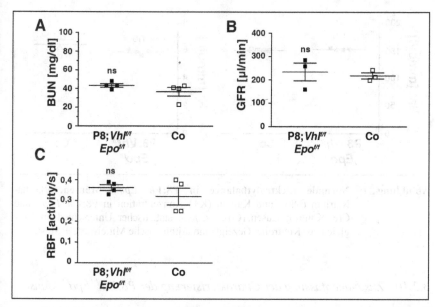

Abbildung 23: **Bestimmung der renalen Funktion und Durchblutung in P8;*Vhl^{f/f}* *Epo^{f/f}* Mäusen.** Alle Werte wurden zwei Wochen nach Knockoutinduktion in P8;*Vhl^{f/f}Epo^{f/f}* und Cre⁻ Kontrollmäusen (Co) bestimmt. (**A**) Blut-Harnstoff-Stickstoff (BUN). (**B**) Glomeruläre Filtrationsrate (GFR). (**C**) Renaler Blutfluss (RBF). ns, kein statistischer Unterschied im Vergleich zur Kontrolle. Gezeigt sind arithmetische Mittelwerte ± SEM.

3.2.9   Elektrolytbalance in P8;*Vhl^{f/f}Epo^{f/f}* Mäusen

Die Elektrolythomöostase wurde in P8;*Vhl^{f/f}Epo^{f/f}* und Cre⁻ Kontrollmäusen (jeweils n = 4) untersucht. Zwei Wochen nach Knockoutinduktion waren keine Unterschiede bezüglich der Natrium- und Kaliumkonzentration im Plasma feststellbar (Abb. 24).

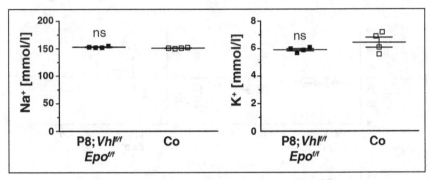

Abbildung 24: **Normale Elektrolytbalance in P8;***Vhl^{f/f}Epo^{f/f}* **Mäusen.** Plasma-Natrium (Na+) und Kalium (K+) Konzentration in P8;*Vhl^{f/f}Epo^{f/f}* und Cre⁻ Kontrollmäusen (Co). ns, kein statistischer Unterschied im Vergleich zur Kontrolle. Gezeigt sind arithmetische Mittelwerte ± SEM.

3.2.10   Zusammenfassung der Charakterisierung der P8;Vhl^{f/f}Epo^{f/f} Mäuse

Die Blockierung der hepatisch-induzierten Polyzythämie in P8;*Vhl^{f/f}* Mäusen durch eine begleitende Ausschaltung von *Epo* in den vom Pax8-rtTA vermittelten Knockout betroffenen *Vhl*-defizienten Zellen führt zu einer sich rasant entwickelnden Anämie zwei Wochen nach der Knockoutinduktion, welche nicht auf einer renalen *Epo*-Ablation beruht (Abb. 17). Die Anämie ist hypoproliferativ (Abb. 18) und entspricht einer renalen Anämie mit relativer EPO-Defizienz (Abb. 19 und 20). Zwei Wochen nach der Knockoutinduktion, sind bei schon bestehender Anämie keine Anzeichen einer renalen Schädigung, Inflammation, Funktionseinschränkung oder Beeinträchtigung der Elektrolythomöostase nachzuweisen (Abb. 21-24). Daraus ist zu folgern, dass die Entwicklung der Anämie ein direktes Resultat der tubulären *Vhl*-Ablation und nicht die Folgen einer chronischen Nierenschädigung sind.

3.3 Studien bezüglich des Mechanismus der durch tubuläre *Vhl*-Ablation verursachten Anämie

3.3.1 *Zellspezifität und HIF-Abhängigkeit der durch tubuläre Vhl-Ablation verursachten Anämie*

Um zu untersuchen welches Segment des Nephrons für die Entwicklung der Anämie in der Pax8-rtTA vermittelten *Vhl*-Deletion verantwortlich ist, wurden konditionelle Segment-spezifische *Vhl*-Knockoutmäuse generiert. Die Ablation im proximalen Tubulus erfolgte mittels der Pepck-Cre Mauslinie, im distalen Tubulus mittels der Thp-Cre Mauslinie und im Sammelrohr mittels der Hoxb7-Cre Mauslinie. Da die Pepck-Cre abhängige konditionelle *Vhl*-Deletion aufgrund einer hepatischen *Epo*-Induktion zu einer Polyzythämie führt, wurden Pepck-Cre;*Vhl^{f/f}Epo^{f/f}* Doppelknockoutmäuse generiert (Rankin et al. 2007). Wie bei P8;*Vhl^{f/f}Epo^{f/f}* Mäusen waren 6-8 Wochen alte Pepck-Cre;*Vhl^{f/f}Epo^{f/f}* Mäuse anämisch (Hct: 29,4 ± 1,5 %; Hb: 6,8 ± 0,4 g/dl; Rbc: 7,1 ± 0,3×10^6/µl; n = 6), wohingegen Mäuse mit einer heterozygoten *Vhl*-Deletion und homozygoten *Epo*-Deletion keine Anämie aufwiesen (Hct: 39,0 ± 0,7 %; Hb: 12,9 ± 0,2 g/dl; Rbc: 8,8 ± 0,1 ×10^6/µl; n = 4) (Abb. 25A). Die hämatologische Untersuchung von 6-8 Wochen alten Thp-Cre;*Vhl^{f/f}* (n = 5) und Hoxb7-Cre;*Vhl^{f/f}* (n = 7) Mäusen zeigte keinen Unterschied bezüglich der Hct-, Hb- oder Rbc-Werte im Vergleich mit Cre⁻ Kontrollmäusen (n = 5) (Abb. 25B). Daher scheint die *Vhl*-Ablation im proximalen Tubulus für die Entwicklung einer Anämie auszureichen.

Inwiefern die Entwicklung der Anämie im Rahmen der *Vhl*-Deletion von HIF abhängig ist, wurde durch die Generierung von P8;*Vhl^{f/f}Epo^{f/f}Arnt^{f/f}* Tripel-Knockoutmäusen untersucht, da ein funktionsfähiger HIF-Komplex auf die HIF-β (Arnt) Untereinheit als Dimerisierungspartner angewiesen ist. Die begleitende *Arnt*-Ablation führte die hämatologischen Parameter auf Normalwerte zurück und es bestand kein signifikanter Unterschied der Hct-, Hb- und Rbc-Werte zwischen P8;*Vhl^{f/f}Epo^{f/f}Arnt^{f/f}* und Cre⁻ Kontrollmäusen (Abb. 25C). Dies zeigt, dass für die Entwicklung der Anämie in P8;*Vhl^{f/f}Epo^{f/f}* Mäusen der HIF-Komplex intakt sein muss.

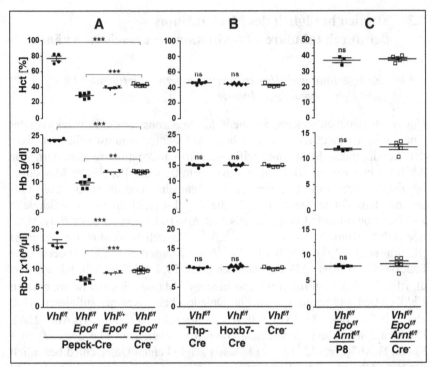

Abbildung 25: **HIF Aktivierung in proximalen Tubuluszellen verursacht eine Anämie.** (A) Individuelle Hct-, Hb-, und Rbc-Werte sind dargestellt. (A) 6-8
Wochen alte Pepck-Cre;*Vhl^{f/f}*, Pepck-Cre;*Vhl^{f/f}Epo^{f/f}* und Cre⁻ Kontrollmäuse. (B) 6-8 Wochen alte Thp-Cre;*Vhl^{f/f}*, Hoxb7-Cre;*Vhl^{f/f}* und Cre⁻
Kontrollmäuse. (C) P8;*Vhl^{f/f}Epo^{f/f}Arnt^{f/f}* und Cre⁻ Kontrollmäuse zwei
Wochen nach Doxycylin Behandlung. Die Sternchen zeigen einen statistischen Unterschied zur Kontrollgruppe an; * p < 0,05, ** p < 0,01 und
*** p < 0,001; ns, kein statistischer Unterschied im Vergleich zur Kontrolle. Gezeigt sind arithmetische Mittelwerte ± SEM. Hct, Hämatokrit;
Hb, Hämoglobin; Rbc, Erythrozytenzahl *(red blood cell count)*.

3.3.2   Metabolische Reprogrammierung durch tubuläre Vhl-Ablation

Eine Aktivierung des HIF-Systems verändert den zellulären Metabolismus und führt zu einer Verlagerung der ATP-Produktion von oxidativer Phophorylierung zur Glykolyse (Semenza 2011). Hierbei blockiert HIF die Konversion von Pyruvat zu Acetyl-CoA und damit die Einschleusung von Pyruvat in den Citratzyklus durch Inhibition der Pyruvatdehydrogenase (PDH) (Papandreou et al. 2006).

Zur Untersuchung der Auswirkungen einer pan-tubulären HIF-Aktivierung auf den renalen Metabolismus *in vivo*, wurde eine genomweite mRNA-Microarray-Expressionsanalyse an Nierengewebshomogenaten von P8;*Vhl*$^{f/f}$ und Cre$^-$ Kontrollmäusen (jeweils n = 4) drei Wochen nach Knockoutinduktion durchgeführt. Eine beachtliche Anzahl von Genen, die im Glukose- und Fettsäuremetabolismus involviert sind, wiesen Veränderungen in der Genexpression auf. Zu den die Glykolyse betreffenden, differentiell exprimierten Genen gehörten *Hexokinase* (*Hk*) *2*, *Glukose-6-phosphatisomerase* (*Gpi*) *1*, *Phosphofructokinase* (*Pfkp*), *Aldolase C* (*Aldoc*), *Triosephosphatisomerase* (*Tpi*) *1*, *Phosphogylceratkinase* (*Pgk*) *1*, *Phosphoglyceratmutase* (*Pgam*) *1*, *Pruvatkinase M2* (*Pkm2*) und *Lactatdehydrogenase A* (*Ldha*) (Abb. 26A).

Das Genexpressionsprofil von Genen, die an der Fettsäurespeicherung und Lipogenese beteiligt sind, war mit einer Reduktion der oxidativen Phosphorylierung in den Nieren von P8;*Vhl*$^{f/f}$ Mäusen vereinbar und deutete auf eine Dysregulation des Fettsäuremetabolismus hin (Abb. 26B).

Des Weiteren war die Genexpression von mehreren ATP-verbrauchenden renalen Transportern wie *Natrium-abhängiger-Dicarboxylattransporter* (*Nadc1/Slc13a2*); *Natrium-Sulfat-Symporter* (*NaS2/Slc13a4*); *Natrium-Wasserstoff-Austauscher 2* (*Nhe2/Slc9a2*); *humanes nicht-erythroides Glykoprotein C* (*Rhbg/Slc42a2*); *Natrium-abhängiger-neutraler-Aminosäurentransporter* (*B(0)at1/Slc6a19*); *Natrium-abhängiges-Phosphattransportprotein 2B* (*Npt2b/Slc34a2*) und *Organische-Aniontransporter 2* (*Oat2/Slc22a7*) vermindert (Abb. 26C).

Insgesamt spricht die genomweite Genexpressionsanalyse für eine beachtliche metabolische Reprogrammierung durch die Pax8-rtTA vermittelte *Vhl*-Inaktivierung im renalen Epithel, die zu einer Verlagerung des renalen Energiemetabolismus von oxidativer Energiegewinnung zur Glykolyse führt.

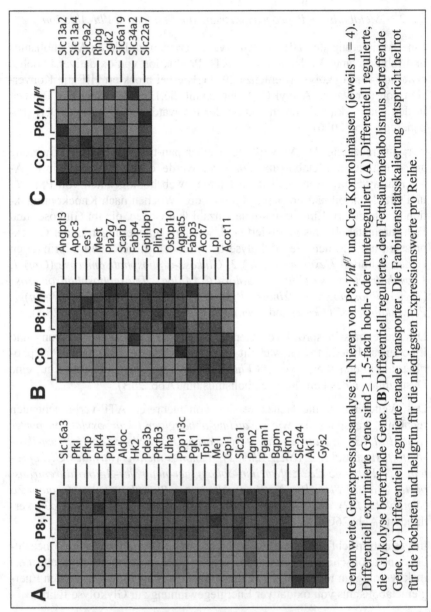

Genomweite Genexpressionsanalyse in Nieren von P8;*Vhl*^f/f und Cre⁻ Kontrollmäusen (jeweils n = 4). Differentiell exprimierte Gene sind ≥ 1,5-fach hoch- oder runterreguliert. (**A**) Differentiell regulierte, die Glykolyse betreffende Gene. (**B**) Differentiell regulierte, den Fettsäuremetabolismus betreffende Gene. (**C**) Differentiell regulierte renale Transporter. Die Farbintensitätsskalierung entspricht hellrot für die höchsten und hellgrün für die niedrigsten Expressionswerte pro Reihe.

Abbildung 26: Renale Genexpression von metabolischen Enzymen in P8;*Vhl*^f/f Mäusen.

3.3.3 Zelluläre Respiration in Nieren von P8;Vhl$^{f/f}$Epo$^{f/f}$ Mäusen

Die Auswirkungen der tubulären *Vhl*-Ablation auf den zellulären O_2-Verbrauch wurden mittels hochauflösender Respirometrie bestimmt. Das Nierengewebe von P8;*Vhl$^{f/f}$Epo$^{f/f}$* Mäusen und Cre⁻ Kontrollmäusen (jeweils n = 5) wurde zerstückelt und anschließend die respiratorische Aktivität der *state 2* Respiration (Respiration unter Fehlen von ADP, aber Präsenz von Substrat) und der mitochondrialen Komplexe Komplex I (CI), Komplex II (CII) und Komplex (IV) durch Hinzugabe von Komplex-spezifischen Substraten und Inhibitoren bestimmt. Sowohl in kortikalen als auch in medullären Präparationen von P8;*Vhl$^{f/f}$Epo$^{f/f}$* Mäusen war der zelluläre O_2-Verbrauch bei der *state 2* Respiration und bei einem Elektronenfluss über CI, CII und CIV reduziert (Abb. 27). Diese Ergebnisse wurden in P8;*Vhl$^{f/f}$* Nieren bestätigt (Daten nicht gezeigt). Somit geht die Pax8-rtTA vermittelte *Vhl*-Ablation mit einer generalisierten Reduktion des renalen O_2-Umsatzes einher.

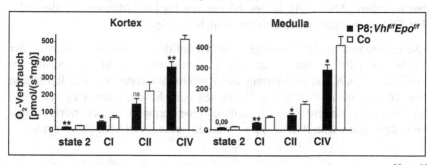

Abbildung 27: **Reduktion der zellulären Respiration in Nieren von P8;*Vhl$^{f/f}$Epo$^{f/f}$* Mäusen.** Messung des zellulären O_2-Verbrauchs in mechanisch permeabilisierten kortikalen und medullären Präparationen von P8;*Vhl$^{f/f}$Epo$^{f/f}$* und Cre⁻ Kontrollmäusen (Co) (jeweils n = 5). Sternchen zeigen einen statistischen Unterschied zur Kontrollgruppe an; * $p < 0,05$, ** $p < 0,01$ und *** $p < 0,001$; ns, kein statistischer Unterschied im Vergleich zur Kontrolle. Gezeigt sind arithmetische Mittelwerte ± SEM. *state 2*, basale Respiration bei Fehlen von ADP, aber Präsenz von Substrat; CI, Komplex I; CII, KomplexII; CIV, Komplex IV.

3.3.4   Reduktion der mitochondrialen Masse in Nieren von P8;$Vhl^{f/f}Epo^{f/f}$ Mäusen

Die Aktivierung von HIF führt zu einer Reduktion der mitochondrialen Masse. HIF inhibiert die mitochondriale Biogenese über den c-MYC/PGC-1β Signalweg (Zhang et al. 2007). Des Weiteren induziert HIF durch eine vermehrte Expression von BNIP3 die Autophagie von Mitochondrien (Zhang et al. 2008). Daher wurde der Mitochondriengehalt in den für die Respirometrie verwendeten Proben anhand der Aktivität der Citrat-Synthase (CS-Aktivität), welche mit der mitochondriale Masse korreliert, bestimmt (Kuznetsov et al. 2002). In P8;$Vhl^{f/f}Epo^{f/f}$ Mäusen war im Vergleich zu Cre⁻ Kontrollmäusen (Co) (jeweils n = 5) die CS-Aktivität in kortikalen Präparationen um ~ 30 % und in medullären Präparationen um ~ 50 % reduziert (Abb. 28A – s. n. S.). Ebenso war der mitochondriale DNA (mtDNA) Gehalt in den Nieren von P8;$Vhl^{f/f}Epo^{f/f}$ Mäusen (n = 4) im Vergleich zu Co Mäusen (n = 5) vergleichbar reduziert (Abb. 28B). In den Nieren von P8;$Vhl^{f/f}$ Mäusen war der mtDNA Gehalt ebenfalls reduziert (Daten nicht gezeigt).

Die respirometrischen Messungen wurden auf die jeweilige CS-Aktivität der Probe normalisiert, um so auf den O_2-Verbrauch pro Mitochondrium zu schließen. Nach Normalisierung der Respirationswerte war die Reduktion der Respiration in P8;$Vhl^{f/f}Epo^{f/f}$ Mäusen aufgehoben, woraus zu schließen ist, dass die geringere Respiration durch eine geringere mitochondriale Masse in den Nieren von P8;$Vhl^{f/f}Epo^{f/f}$ Mäusen bedingt ist (Abb. 28C – s.n.S.).

3.3.5   Renaler Sauerstoffpartialdruck (PtO₂) in P8;$Vhl^{f/f}Epo^{f/f}$ Mäusen

Als nächstes wurde überprüft, ob die Reduktion des Mitochondriengehaltes und des in vitro O_2-Verbrauchs in P8;$Vhl^{f/f}Epo^{f/f}$ Mäusen zu einer Änderung des renalen Gewebesauerstoffpartialdruckes (PtO₂) führt. Hierfür wurde mit einer Elektrode vom Clark-Typ der kortikale PtO₂ in P8;$Vhl^{f/f}Epo^{f/f}$, in nicht phlebotomierten normämischen Cre⁻ Kontrollmäusen und in phlebotomierten anämischen Cre⁻ Kontrollmäusen bestimmt. Der kortikale PtO₂ in P8;$Vhl^{f/f}Epo^{f/f}$ Mäusen war im Vergleich mit normämischen Cre⁻ Kontrollen signifikant erhöht (39,26 ± 2,2 mmHg vs. 30,8 ± 1,3 mmHg; jeweils n = 10; p < 0,01). PtO₂-Werte in phlebotomierten anämischen Cre⁻ Kontrollmäusen (n = 7) lagen, wie aufgrund der reduzierten O_2-Transportkapazität zu erwarten, bei niedrigeren Werten von 14,2 ± 2,6 mmHg (Abb. 29A – s. übern. S.). Bemerkenswerterweise waren die kortikalen PtO₂-Werte von P8;$Vhl^{f/f}Epo^{f/f}$

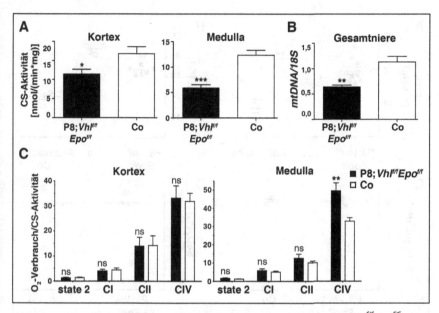

Abbildung 28: **Reduktion des renalen Mitochondriengehalts in P8;*Vhl^{f/f}Epo^{f/f}* Mäusen.** (**A**) CS-Aktivität der für die respirometrische Messungen verwendeten kortikalen und medullären Präparationen von P8;*Vhl^{f/f}Epo^{f/f}* und Cre⁻ Kontrollmäusen (Co) (jeweils n = 5). (**B**) Relative Quantifizierung des Mitochondriengehalts mittels qPCR an genomischen DNA Proben von P8;*Vhl^{f/f}Epo^{f/f}* (n = 4) und Co (n = 5) Mäusen. Relative mitochondriale DNA-Level wurden auf nukleär kodierte *18S*-DNA normalisiert. (**C**) Auf CS-Aktivität normalisierte respirometrische Daten. Sternchen zeigen einen statistischen Unterschied zur Kontrollgruppe an; * p < 0,05, ** p < 0,01 und *** p < 0,001; ns, kein statistischer Unterschied im Vergleich zur Kontrolle. Gezeigt sind arithmetische Mittelwerte ± SEM. CS, Citratsynthase; mtDNA, mitochondriale DNA; *state 2*, basale Respiration bei Fehlen von ADP, aber Präsenz von Substrat; CI, Komplex I; CII, KomplexII; CIV, Komplex IV.

Mäusen trotz des Bestehens einer signifikanten Anämie im Vergleich mit normämischen Cre⁻ Kontrollen erhöht (Hct: 33,0 ± 0,8 % vs. 44,8 ± 1,1 %; in 6 von 10 für die PtO₂-Messungen verwendeten Mäuse bestimmt) (Abb. 29 B). Oxygenierungsstörungen, welche eine potentielle Ursache für Unterschiede in den kortikalen PtO₂-Werten von P8;*Vhl^{f/f}Epo^{f/f}* und Cre⁻ Kontrollmäusen hätten darstellen können, konnten anhand der Bestimmung der arteriellen Sauerstoffsättigung (SaO₂) und des arteriellen Sauerstoffpartialdrucks (PaO₂) ausgeschlossen werden (Abb. 29C und D – s. n. S.).

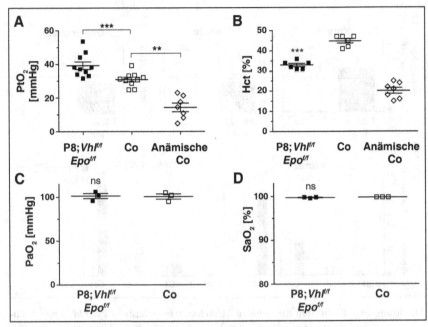

Abbildung 29: **Erhöhter renaler Sauerstoffpartialdruck (PtO₂) in P8;$Vhl^{f/f}Epo^{f/f}$ Mäusen.** (**A**) Dargestellt sind kortikale Gewebesauerstoffpartialdrücke (PtO₂) von P8;$Vhl^{f/f}Epo^{f/f}$, nicht phlebotomierten normämischen Cre⁻ Kontrollmäusen und phlebotomierten anämischen Cre⁻ Kontrollmäusen nach Abschluss der Doxycyclinbehandlung. (**B**) Hct-Werte von P8; $Vhl^{f/f}Epo^{f/f}$, nicht phlebotomierten normämischen Cre⁻ Kontrollmäusen und phlebotomierten anämischen Cre⁻ Kontrollmäusen (jeweils n = 6, 6 und 7). (**C**) Arterielle Sauerstoffpartialdrücke (PaO₂) von P8;$Vhl^{f/f}Epo^{f/f}$ und normämischen Cre⁻ Kontrollmäusen (jeweils n = 3). (**D**) Arterielle Sauerstoffsättigungen (SaO₂) von P8;$Vhl^{f/f}Epo^{f/f}$ und normämischen Cre⁻ Kontrollmäusen (jeweils n = 3). Sternchen zeigen einen statistischen Unterschied zur Kontrollgruppe an; * p < 0,05, ** p < 0,01 und *** p < 0,001; ns, kein statistischer Unterschied im Vergleich zur Kontrolle. Gezeigt sind arithmetische Mittelwerte ± SEM.

3.3.6 Renale Epo-Induktion in P8;Vhl^{f/f}Epo^{f/f} Mäusen nach Stimulation mit einem Prolylhydroxylaseinhibitor (PHI)

Die O_2-Abhängigkeit der durch die tubuläre *Vhl*-Ablation verursachten Suppression der renalen EPO-Produktion, wurde durch Gabe eines Prolylhydroxylaseinhibitors (PHI) untersucht. Die Gabe eines PHI führt zu einer HIF-Stabilisierung und *Epo*-Induktion direkt in den REPC, wodurch die Integrität des HIF-PHD-EPO-Systems in REPC unabhängig der O_2-Verfügbarkeit untersucht werden kann (Kapitsinou et al. 2010). Nach PHI-Gabe kam es zu einer ~ 7fachen Induktion der renalen *Epo*-Level in P8;*Vhl^{f/f}Epo^{f/f}* Mäusen (n = 8), während in Cre⁻ Kontrollmäusen (n = 8) *Epo* ~ 16fach induziert war (Abb. 30). Unter der Annahme einer gleichen Bioverfügbarkeit des PHI in P8;*Vhl^{f/f}Epo^{f/f}* und Cre⁻ Kontrollmäusen, bedeutet dies, dass durch die tubuläre *Vhl*-Ablation die renale EPO-Produktion unabhängig vom renalen PtO_2 inhibiert wird.

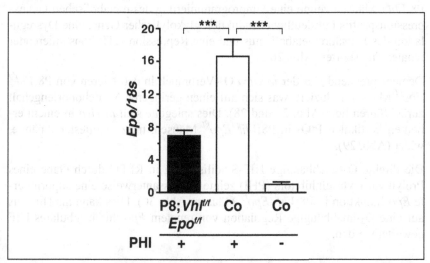

Abbildung 30: Suppression der renalen *Epo*-Induktion in P8;*Vhl^{f/f}Epo^{f/f}* Mäusen nach PHI-Gabe. Relative *Epo*-Expression in Nierenhomogenaten von PHI behandelten P8;*Vhl^{f/f}Epo^{f/f}* und Cre⁻ Kontrollmäusen (jeweils n = 8) und nicht PHI behandelten Cre⁻ Kontrollmäusen (n = 3) eine Woche nach Abschluss der Doxycyclinbehandlung. *Epo* mRNA-Werte wurden auf die Expression von *18S*-RNA normalisiert. Sternchen zeigen einen statistischen Unterschied zur Kontrollgruppe an; *** p < 0,001. Gezeigt sind arithmetische Mittelwerte ± SEM. PHI, Prolylhydroxylaseinhibitor.

3.3.7   Zusammenfassung der Studien bezüglich der Entstehung der Anämie

Die Entwicklung der Anämie in P8;$Vhl^{f/f}Epo^{f/f}$ Mäusen, in denen das gesamte Nephron vom Knockout betroffen ist, wurde durch die Generierung von konditionellen Segment-spezifischen Vhl-Knockoutmäusen näher charakterisiert. Hier zeigte sich, dass eine Vhl-Ablation im proximalen Tubulus ausreicht, um eine Anämie zu induzieren (Abb. 25A). Der Segment-spezifische Knockout von Vhl in distalen Tubuli und in den Sammelrohren resultierte jedoch nicht in einer Anämie (Abb. 25B).

Da P8;$Vhl^{f/f}Epo^{f/f}Arnt^{f/f}$ Tripel-Knockoutmäuse, in denen zusätzlich zu VHL die HIF-β Untereinheit (ARNT) ausgeschaltet wurde, keine Anämie aufweisen, ist die Entwicklung der Anämie in P8;$Vhl^{f/f}Epo^{f/f}$ Mäusen von HIF abhängig (Abb. 25C).

Eine genomweite mRNA-Microarray-Expressionsanalyse in den Nieren von P8;$Vhl^{f/f}$ Mäusen zeigte eine Umprogrammierung des metabolischen Genexpressionsprofils mit deutlicher Induktion glykolytischer Gene, eine Dysregulation des Fettsäuremetabolismus und eine Repression ATP-konsumierender renaler Transporter (Abb. 26).

Dementsprechend war der $in\ vitro$ O_2-Verbrauch in den Nieren von P8;$Vhl^{f/f}$ $Epo^{f/f}$ Mäusen reduziert, was sich auf einen geringeren Mitochondriengehalt zurückführen ließ (Abb. 27 und 28). Dies spiegelte sich $in\ vivo$ in einem erhöhten kortikalen PtO_2 in P8;$Vhl^{f/f}Epo^{f/f}$ Mäusen, trotz manifester Anämie, wider (Abb. 29).

Die direkte O_2-unabhängige HIF-Stabilisierung in REPC durch Gabe eines Prolylhydroxylaseinhibitors (PHI) zeigte interessanterweise eine supprimierte Epo-Induktion in P8;$Vhl^{f/f}Epo^{f/f}$ Mäusen (Abb. 30). Dies kann als Hinweis auf eine O_2-unabhängige Regulation von renalem Epo durch tubuläres HIF gewertet werden.

4 Diskussion

Chronische Nierenerkrankungen (CKD), und damit einhergehende renale Anämien, betreffen etwa 8-16 % der Weltbevölkerung und stellen mit steigender globaler Inzidenz ein wachsendes weltweites Gesundheitsproblem dar (Jha et al. 2013). Ein zentrales Kennzeichen der renalen Anämie ist die relative EPO-Defizienz, auf deren Boden REPC die Fähigkeit verlieren, den Hämoglobingehalt des Blutes durch eine adäquate EPO-Produktion im Normbereich zu halten (Nangaku und Eckardt 2006).

Die pathophysiologischen Ursachen für das Versagen der REPC im Zuge einer CKD sind unvollständig geklärt, weswegen kausale Therapien im Sinne einer Restauration der renalen EPO-Produktion nicht zur Verfügung stehen.

Die vorliegende Dissertation beschäftigt sich mit der Frage, inwiefern renale Epithelzellen, mit besonderem Hinblick auf tubuläres VHL, die renale EPO-Produktion beeinflussen. Damit soll zu einem besseren Verständnis der EPO-Regulation in der Niere beigetragen werden, was die Grundlage für zukünftige Therapiemöglichkeiten bildet.

4.1 Zeitlicher Verlauf der durch tubuläre *Vhl*-Ablation bedingten renalen EPO-Suppression

Die Pax8-rtTA vermittelte tubuläre *Vhl*-Ablation (P8;$Vhl^{f/f}$ Mäuse) resultiert in einer transienten Polyzythämie, die nach etwa 3-6 Monaten nach Knockoutinduktion in eine renale Anämie übergeht. Zu diesem Zeitpunkt sind die Nieren von P8;$Vhl^{f/f}$ Mäusen chronisch geschädigt, sodass eine Differenzierung zwischen einer primär durch die *Vhl*-Ablation bedingte, oder durch sekundäre Veränderungen herbeigeführte *Epo*-Suppression, wie Fibrose und Inflammation, nicht möglich ist.

Eine begleitende Deletion des *Epo*-Gens (P8;$Vhl^{f/f}Epo^{f/f}$ Mäuse) blockiert die durch hepatisches EPO verursachte Polyzythämie in P8;$Vhl^{f/f}$ Mäusen und ermöglicht eine sofortige Beurteilung der Auswirkung einer tubulären *Vhl*-Ablation auf die renale EPO-Produktion. P8;$Vhl^{f/f}Epo^{f/f}$ Mäuse sind zwei Wochen nach Knockoutinduktion anämisch und weisen zu diesem Zeitpunkt weder funktionell, morphologisch noch anhand der Genexpression Hinweise auf eine Inflammation oder Schädigung der Niere auf. Dies spricht für einen direkt durch die epitheliale *Vhl*-Ablation bedingten Effekt, der von einer chronischen Nierenschädigung unabhängig ist.

Die Lebensdauer muriner Erythrozyten beträgt durchschnittlich 40 Tage (Van Putten und Croon 1958). Um bereits zwei Wochen nach Knockoutinduktion eine Reduktion der Erythrozytenzahl (Rbc) nachweisen zu können, muss es daher zu einem baldigen Sistieren der Erythropoiese nach Knockoutinduktion kommen. Bei Annahme einer gleichmäßigen Verteilung des Erythrozytenalters, einer Erythrozytenlebensdauer von 40 Tagen und einer kompletten Stagnation der Erythropoiese direkt nach Knockoutinduktion, ist die Erythrozytenzahl 14 Tage nach Knockoutinduktion rechnerisch um 35 % reduziert

$$\left(\frac{\text{Tage nach Knockoutinduktion}}{\text{Erythrozytenlebensdauer}} = \frac{14}{40} = 35\,\% \right).$$

In der Tat sind die Rbc-Werte von den P8;$Vhl^{f\!/\!f}Epo^{f\!/\!f}$ Mäusen 14 Tage nach Knockoutinduktion um etwa 33 % reduziert, sodass von einer prompten Suppression der renalen EPO-Produktion nach Induktion der *Vhl*-Ablation auszugehen ist.

4.2   Mechanismen der VHL-abhängigen tubulären EPO-Regulation

Die Anämie in konditionellen Knockoutmäusen mit einer spezifischen *Vhl*-Ablation im proximalen Tubulus (Pepck-Cre;$Vhl^{f\!/\!f}Epo^{f\!/\!f}$ Mäuse) und das normale Blutbild in P8;$Vhl^{f\!/\!f}Epo^{f\!/\!f}$ Mäusen mit einer begleitende HIF-β (ARNT) Ablation (P8;$Vhl^{f\!/\!f}Epo^{f\!/\!f}Arnt^{f\!/\!f}$ Mäuse), machen deutlich, dass eine konstitutive HIF-Aktivierung im proximalen Tubulus für die Entwicklung der renalen EPO-Suppression im tubulären *Vhl*-Knockout verantwortlich ist.

Im Zuge einer metabolischen Reprogrammierung führt die tubuläre *Vhl*-Ablation zu einer Reduktion des renalen Mitochondriengehaltes und des zellulären O_2-Verbrauchs. Damit einhergehend ist in den P8;$Vhl^{f\!/\!f}Epo^{f\!/\!f}$ Mäusen der kortikale Gewebesauerstoffpartialdruck (PtO_2) im Vergleich zu Cre⁻ Kontrollmäusen erhöht, obwohl die P8;$Vhl^{f\!/\!f}Epo^{f\!/\!f}$ Mäuse zum Messzeitpunkt bereits anämisch waren. Dies erklärt *per se* die Unfähigkeit der REPC eine

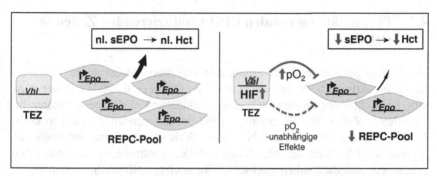

Abbildung 31: Regulation der renalen EPO-Produktion durch tubuläres HIF. Schematische Darstellung der Interaktion zwischen Tubulusepithelzellen (TEZ) und renalen EPO-produzierenden Zellen (REPC) bezüglich der renalen EPO-Synthese. Bei intaktem *Vhl* befinden sich TEZ und REPC im Einklang, wodurch Hct und sEPO-Werte im Normalbereich sind (links). Wird HIF durch eine tubuläre *Vhl*-Ablation stabilisiert, resultiert daraus eine Inhibition der renalen EPO-Produktion und Entwicklung einer renalen Anämie, die auf eine Reduktion des REPC-Pools zurückzuführen ist (rechts). Geninaktivierung durch rotes Kreuz dargestellt. Hct, Hämatokrit; nl., normal; sEPO, Serum-EPO; TEZ, tubuläre Epithelzelle; REPC, renale EPO-produzierenden Zelle.

Hypoxie zu registrieren und adäquat mit einer Steigerung der EPO-Produktion zu reagieren und macht außerdem die Entwicklung der renalen Anämie in P8;$Vhl^{f/f}Epo^{f/f}$ Mäusen plausibel. Die direkte Stimulation der renalen EPO-Produktion durch Gabe eines Prolylhydroxylaseeinhbitors (PHI) zeigte jedoch, dass auch unabhängig vom renalen PtO$_2$ die renale *Epo*-Produktion in P8;$Vhl^{f/f}Epo^{f/f}$ Mäusen supprimiert ist. Es ist daher davon auszugehen, dass renale Tubuluszellen auf vielfältige Weise Einfluss auf REPC nehmen können.

Ein Model bezüglich der Interaktion zwischen Tubuluszellen und REPC unter Einbeziehung aller Daten der Dissertation ist in Abb. 31 schematisch dargestellt.

4.3 Plastizität von renalen EPO-produzierenden Zellen (REPC)

Die Menge der renalen EPO-Produktion korreliert mit der Anzahl der vorhandenen aktiven REPC (Koury et al. 1989; Obara et al., 2008). Daher muss eine Reduktion des renalen PtO_2 eine Veränderung in den peritubulären interstitiellen Zellen von einem nicht-EPO-produzierenden Zustand in einen EPO-produzierenden Zustand bewirken. Welche extra- und intrazelluären Signale die Fähigkeit der interstitiellen Zellen kontrollieren, in einen EPO-produzierenden Zustand zu wechseln, wird noch unvollständig verstanden.

Eine solche funktionelle Plastizität ist in der Niere jedoch nicht ungewöhnlich und wurde in anderen renalen Zelltypen beobachtet. Beispielsweise ändern, sich an der afferenten Arteriole gelegene, perivaskuläre Zellen ihren funktionelle Phänotyp und produzieren Renin nach Stimulation durch Natriumrestriktion (Sequeira Lopez et al. 2004).

Im Zuge einer Nierenschädigung transformieren die REPC zu α-SMA exprimierenden Myofibroblasten, welche aktiv am Fibrosierungsprozess der Niere teilhaben und weniger EPO produzieren (Asada et al. 2011). Hierbei scheint die NF-κB (*nuclear factor kappa-light-chain-enhancer of activated B-cells*) Signalkaskade von Bedeutung zu sein, da eine selektive NF-κB-Aktivierung in REPC zur Expression von α-SMA in REPC führte (Souma et al. 2013). Dies resultierte jedoch nicht in einer Einschränkung der renalen EPO-Produktion, sodass eine alleinige NF-κB-Aktivierung in REPC für die Entstehung einer renalen Anämie nicht ausreicht.

Die zelluläre Plastizität in der Niere kann auch den REPC-Pool vergrößern. So induziert eine *Vhl*-Ablation in Renin-produzierende Zellen eine Umstellung der Produktion von Renin auf EPO, sodass Renin-produzierende Zellen zu REPC transformieren (Kurt et al. 2013).

4.4 Auswirkung einer *Vhl*-Ablation in anderen Zelltypen auf die Regulation von EPO und die Erythropoiese

Unter physiologischen Bedingungen tragen größtenteils REPC und zu einem kleineren Anteil Hepatozyten zum sEPO-Pool bei, während die EPO-Expression in anderen Zelltypen auf auto- und parakriner Ebene wirkt (Fandrey 2004, Kapitsinou et al. 2010).

Neben den schon erwähnten Renin-produzierenden Zellen, führt eine zell-spezifische *Vhl*-Ablation auch in anderen Zelltypen aufgrund einer Zell-spezifischen HIF-2 Stabilisierung zu einer Induktion der *Epo*-Transkription. So hatten Mäuse mit einer zellspezifischen *Vhl*-Deletion in Hepatozyten (*Albumin*-Cre; Alb-Cre Mäuse), Astrozyten (*Glial fibrillary acidic protein*-Cre; GFAP-Cre Mäuse) und Osteoblasten (*Osterix*-Cre; OSX-Cre Mäuse) erhöhte sEPO-Werte und waren polyzythämisch (Rankin et al. 2007, Wei-demann et al. 2009, Rankin et al. 2012).

Im Gegensatz dazu verursacht eine HIF Stabilisierung in Keratinozyten (*Ke-ratin 14*-Cre; K14-Cre-Mäuse) eine Polyzythämie auf indirekte Art und Wei-se, indem der Blutfluss von Nieren und Leber in die Haut umgeleitet wird. Dies verursacht eine renale und hepatische Hypoxie und stimuliert dadurch die EPO-Produktion (Boutin et al. 2008).

Die in dieser Dissertation vorgelegten Daten zeigen auch eine indirekte Re-gulation der Erythropoiese durch die *Vhl*-Ablation in Tubulusepithelzellen. Ganz im Gegensatz zu allen anderen *Vhl*-Ablationsmodellen resultiert aus einer tubulären HIF-Aktivierung hier jedoch eine Suppression der renalen EPO-Produktion und der Entwicklung einer renalen Anämie. Die Ergebnisse dieser Dissertation liefern damit Hinweise darauf, dass Hypoxie und HIF EPO auch negativ regulieren können.

4.5 Metabolische Regulation von EPO

Als Hauptproduzent von zirkulierendem EPO fungiert die Niere als Sensor und Regulator der systemischen O_2-Versorgung des Organismus. Einige ein-zigartige Eigenschaften ermöglichen es der Niere als O_2-Sensor, unter physi-ologischen Bedingungen, auf Veränderung des Hämoglobin-abhängigen O_2-Angebots oder des arteriellen PaO_2 zu reagieren:

■ Der renale Blutfluss (RBF) unterliegt einer Autoregulation und ist weit-gehend unabhängig vom arteriellen Blutdruck, wodurch das O_2-Angebot in der Niere konstant gehalten wird (Cupples und Braam 2007).

■ Eine Anämie führt trotz Sympathikus-vermittelter Tachykardie nicht zu einem erhöhten RBF (Aperia et al. 1968).

■ Kommt es dennoch zu einer Veränderung des RBF, bewirkt dies gleich-zeitig eine Änderung der glomerulären Filtrationsrate (GFR), welche den O_2-Verbrauch der Niere bestimmt (Erslev et al. 1985). Damit wird eine Erhöhung des O_2-Angebots aufgrund des Anstiegs des RBFs von einem erhöhten O_2-Verbrauch durch eine gesteigerte GFR ausgeglichen.

■ Die Niere verbraucht nur 10 % des angebotenen O_2, was das zu messende O_2-Signal stabilisiert (Halperin et al. 2006).

■ Arterio-venöse Shunts im renalen Gefäßbett wirken regulierend auf den intrarenalen PtO_2 (Evans et al. 2008).

Dieser besondere Zusammenhang zwischen O_2-Verbrauch und O_2-Angebot gewährleistet einen stabilen renalen PtO_2, welcher physiologischer Weise nur von der O_2-Transportkapazität des Blutes abhängt.

Eine Dysbalance von O_2-Verbrauch und O_2-Angebot verändert den PtO_2 der Niere und hat folglich direkte Auswirkungen auf die renale EPO-Produktion. In P8;$Vhl^{ff}Epo^{ff}$ Mäusen resultiert die Verringerung des Mitochondriengehaltes in einer Reduktion des renalen O_2-Verbrauch, was bei einem unveränderten O_2-Angebot das Gleichgewicht zwischen O_2-Verbrauch und Angebot verschiebt und zu einer Erhöhung des PtO_2 in den Nieren von P8;$Vhl^{ff}Epo^{ff}$ Mäusen führt.

Der Großteil des renalen O_2-Verbrauchs wird für die renale Resorptionsfunktion aufgewendet, wobei eine direkte Korrelation zwischen Natriumrückresorption und renalem O_2-Verbrauch besteht (Deetjen und Kramer 1961). Daher kann die tubuläre Natriumresorptionsfähigkeit die renale EPO-Produktion beeinflussen. So führte in Ratten die Gabe von Acetazolamid, einem Diuretikum, welches die Natriumresorption in proximalen Tubuluszellen inhibiert, zu einer Reduktion der Serum-EPO-Konzentration (Eckardt et al. 1989). Ebenso hatten Probanden die auf eine Höhe von 4559 m stiegen einen kleineren Anstieg der Serum-EPO-Werte nach Behandlung mit Acetazolamid (Reinhart et al. 1994).

Analog dazu war die durch tubuläre Vhl-Ablation verursachte metabolische Reprogrammierung mit einer supprimierten Genexpression von ATP-verbrauchenden Transportern assoziiert. Möglicherweise ist dies auf ein niedrigeres ATP-Angebot zurückzuführen, welches durch die Verlagerung der Energiegewinnung von oxidativer Phosphorylierung zur Glykolyse im Zuge der tubulären Vhl-Ablation bedingt ist.

Da die Serumnatriumkonzentration in Mäusen mit tubulärer Vhl-Ablation im Vergleich mit Cre⁻ Kontrollmäusen keine Unterschiede aufweist, ist jedoch davon auszugehen, dass die veränderte Genexpression der im Natriumhaus-

halt involvierten renalen Transporter kompensiert wird und so die Elektrolythomöostase gewahrt bleibt.

4.6 Feedback-Regulation von EPO

Studien zur Regulation von EPO haben dargelegt, dass die hypoxische Induktion von EPO einer Inhibition durch einen Feedback-Mechanismus unterliegt.

Ein Aufenthalt in großen Höhen (> 1500m über dem Meeresspiegel) führt zu
einer systemischen Adaptation des Organismus an die hypoxische Umgebung und einer Erhöhung der Serum-EPO-Konzentration (Jelkmann 2011).
EPO erhöht die O_2-Transportkapazität des Blutes durch Steigerung der Erythrozytenmasse und sichert so die Sauerstoffversorgung des Organismus.
Interessanterweise fallen die Serum-EPO-Werte bei Probanden und Mäusen
ca. 1 bis 2 Tage nach Höhenaufstieg wieder auf Normalwerte zurück, bevor
es zu einer signifikanten Erhöhung des Hämoglobinwertes und damit der O_2-
Transportkapazität gekommen ist (Faura et al. 1969; Abbrecht und Littell
1972).

Die Ursachen für das rasche Abfallen der Serum-EPO-Werte bei unveränder-
ter O_2-Transportkapazität sind unklar. Eine mögliche Erklärung ist eine gesteigerte Sequestration von zirkulierendem EPO durch EPO-Rezeptor positi-
ve Zellen im Knochenmark (Koury 2005). Der Abfall der Serum-EPO-Werte
ist aber mit einer Reduktion der renalen *Epo*-mRNA assoziiert, was auf einen
intra-renalen Feedback Mechanismus hindeutet, welcher die EPO-Synthese
reguliert (Eckardt et al. 1990). Ein anderer Erklärungsansatz ist ein intrazel-
lulärer Feedbackloop bei dem die Prolylhydroxylasen PHD2 und PHD3 hypoxisch induziert werden, wodurch die HIF-Level in REPC reduziert werden
und die *EPO*-Transkription supprimiert wird (Jelkmann 2011). Es gibt jedoch bisher keine experimentellen Hinweise darauf, dass PHD3, welches die
stärkste hypoxische Induktion aufweist, alleine in der Lage ist, die EPO-
Synthese zu regulieren (Takeda et al. 2008; Minamishima et al. 2009; Minamishima und Kaelin 2010).

Die in dieser Dissertation vorgelegten Ergebnisse liefern einen weiteren,
interzellulären Erklärungsansatz für die renale Regulation von EPO. So
könnte im Rahmen einer Hypoxie tubuläres HIF stabilisiert werden, was
durch eine metabolische Reprogrammierung und Modulation des renalen O_2-
Verbrauchs die EPO-Synthese supprimiert.

4.7 Renale Hypoxie in CKD

Renale Anämien entwickeln sich auf dem Boden einer chronischen Nierenerkrankung (CKD). Unabhängig von der primären Ursache der Nierenerkrankung kommt es ab einem gewissen Schädigungsgrad zu einer chronischen Progredienz der Erkrankung, die in einer interstitiellen Fibrose und schließlich einem kompletten Organversagen mündet, auch wenn die initial auslösenden Faktoren wie beispielsweise Diabetes und arterielle Hypertonie therapeutisch behoben sind (Harris und Neilson 2006). Es wurde daher postuliert, dass vom auslösenden Ereignis unabhängige Faktoren das Voranschreiten zu terminaler Niereninsuffizienz verursachen und eine tubulo-interstitielle Hypoxie im Zentrum der pathophysiologischen Ereignisse steht (Fine et al. 1998; Shoji et al. 2014).

Indirekte Hinweise auf eine tubulo-interstitielle Hypoxie ergaben histologische Studien an den Nieren von CKD Patienten, bei denen das Ausmaß der interstitiellen Fibrose mit einer kapillaren Rarefizierung korrelierte (Choi et al. 2000). Des Weiteren konnten im 5/6 Nephrektomie Modell der Ratte Addukte von Pimonidazol, einem chemischen Marker für Hypoxie, im Tubulo-Interstitium nachgewiesen werden (Manotham et al. 2004). Bei Patienten mit CKD gelang der Nachweis von Hypoxie mithilfe von einem BOLD-MRT (*blood oxygen level dependent*) Bildgebungsverfahren, da eine Reduktion der GFR mit einem niedrigeren T_2^* Signal, als Zeichen einer Anhäufung von Desoxyhämoglobin, einherging (Inoue et al. 2011).

Diese deutlichen Hinweise auf eine Hypoxie bei chronisch erkrankten Nieren stehen somit im starken Kontrast zur Entwicklung einer renalen Anämie, da Hypoxie physiologischer Weise eine Steigerung der renalen EPO-Produktion bewirkt und CKD Patienten eher polyzythämisch statt anämisch sein müssten.

Die Ergebnisse dieser Dissertation bieten einen möglichen Erklärungsansatz für dieses Paradoxon. In Mäusen mit tubulärer *Vhl*-Ablation wird in den renalen Epithelzellen eine HIF-Aktivierung hervorgerufen, was sich suppressiv auf die renale EPO-Produktion auswirkt und eine renale Anämie verursacht. In vergleichbarer Weise könnte in chronisch erkrankten Nieren eine inadäquate tubuläre Stabilisierung von HIF eine Hemmung der REPC-Population verursachen und zur Entwicklung einer renalen Anämie beitragen. Hiermit übereinstimmend wurde in Nierenbiopsien von Patienten mit diabetischer Nephropathie eine tubuläre HIF-Stabilisierung beobachtet (Higgins et al. 2007).

4.8 Limitationen der Studie und ausstehende Fragen

Die Ergebnisse dieser Dissertation zeigen einen eindeutigen suppressiven Effekt einer tublären Vhl-Deletion auf die renale EPO-Produktion im transgenen Mausmodell. Dabei ist die Entwicklung der Anämie HIF-abhängig, da P8;$Vhl^{f/f}Epo^{f/f}Arnt^{f/f}$ Mäuse, bei denen zusätzlich zur Vhl-Ablation der HIF-Signalweg durch Deletion von HIF-β in den Tubuluszellen gestört war, keine Anämie aufwiesen.

Unklar ist jedoch weiterhin, ob tubuläres HIF, unabhängig von einer Vhl-Deletion, in physiologischen oder pathophysiologischen Zusammenhängen renales EPO reguliert. Hierbei muss bedacht werden, dass eine Vhl-Deletion mit einer maximalen HIF-Stabilisierung gleichzusetzen ist, welche eventuell durch eine physiologisch relevante Hypoxie der Niere oder andere HIF-stabilisierende Prozesse nicht erreicht wird. Des Weiteren führt die Vhl-Deletion zu einer HIF-Stabilisierung unter Normoxie, weswegen HIF-Prolylhydroxylasen (PHDs) und *Factor inhibiting HIF* (FIH) in vollem Ausmaße in der Lage sind HIF zu hydroxylieren. Daher muss davon ausgegangen werden, dass in den Tubuluszellen mit Vhl-Ablation hydroxyliertes HIF akkumuliert, während unter hypoxischen Bedingungen nicht-hydroxyliertes HIF akkumuliert. Die physiologische Relevanz dieses Umstandes ist jedoch unklar.

Eine weitere Limitation der Studie liegt in der Verwendung eines Mausmodels. Aufgrund der Unterschiede zwischen Mensch und Maus muss die Übertragbarkeit von tierexperimentellen Versuchen auf den Menschen immer genau geprüft werden. Mensch und Maus haben eine ähnliche Anzahl von Genen (ca. 30,000) und mehr als 90 % des menschlichen und murinen Genoms sind syntenisch, was bedeutet, dass die Gene und die Genreihenfolge auf den Chromosomen in einem hohen Maße identisch sind. Somit sind die Ergebnisse mit einer hohen Wahrscheinlichkeit übertragbar (Mouse Genome Sequencing Consortium et al. 2002). Andererseits gibt es auch Beispiele aus der murinen Physiologie, die nicht der humanen Physiologie entsprechen. So kodieren in der Maus beispielsweise zwei Gene für den Angiotensin II Rezeptor, Subtyp 1, nämlich *Agtr1a* und *Agtr1b*, während es nur einen humanen Angiotensin II Rezeptor, Subtyp 1 (*AGTR1*) gibt (Tsuchida et al., 1998).

5 Zusammenfassung

Als Hauptproduzent von zirkulierendem Erythropoietin (EPO) hat die Niere die Funktion eines Sensors der systemischen O_2-Versorgung. Hierbei führt eine Reduktion des renalen pO_2 zu einer vom Hypoxie-induzierbaren Faktor 2 (HIF-2) abhängigen EPO-Induktion in den interstitiellen renalen EPO-produzierenden Zellen (REPC). Hepatozyten hingegen produzieren nur bei ausgeprägter Hypoxie oder bei artifizieller HIF-2-Aktivierung EPO.

In dieser Dissertationsarbeit wurde untersucht, inwiefern tubuläre Epithelzellen, mit besonderem Hinblick auf tubuläres HIF, in der Lage sind auf die renale EPO-Produktion Einfluss zu nehmen.

Zunächst wurde gezeigt, dass Mäuse mit einer tubulären Ablation des von-Hippel-Lindau (VHL) Proteins (P8;$Vhl^{f/f}$ Mäuse), welches HIF negativ reguliert, eine Polyzythämie entwickeln. Dies ist in einer massiven hepatischen *Epo*-Induktion in vom Knockout betroffenen Hepatozyten begründet. Mit zunehmendem Alter der Mäuse versiegt die hepatische EPO-Produktion und die Polyzythämie geht in eine renale Anämie über.

Da die Nieren von P8;$Vhl^{f/f}$ Mäusen zu diesem Zeitpunkt bereits eine chronische Schädigung aufweisen, wurden konditionelle *Vhl/Epo* Doppelknockout-Mäuse (P8;$Vhl^{f/f}Epo^{f/f}$) generiert, in denen die aberrante hepatische EPO-Produktion bei Knockoutinduktion blockiert ist, jedoch die REPC-Population vom Knockout unversehrt bleibt. Die Analyse der P8;$Vhl^{f/f}Epo^{f/f}$ Mäuse ergab, dass die tubuläre *Vhl*-Ablation zu einer prompten Suppression der renalen EPO-Produktion führt, bevor die Nieren geschädigt sind. Die Untersuchung weiterer konditioneller Mausmodelle zeigte, dass die Entwicklung der Anämie in P8;$Vhl^{f/f}$ Mäusen tatsächlich von HIF-abhängig ist und proximale Tubuluszellen für die Regulation von EPO im Nephron verantwortlich sind.

Vom Mechanismus her resultiert die tubuläre *Vhl*-Ablation in einer Reduktion der mitochondrialen Masse und in einer Verringerung des renalen *in vitro* Sauerstoffverbrauchs, was mit einer Erhöhung des kortikalen Gewebesauerstoffpartialdruckes (PtO_2) einhergeht.

Insgesamt sprechen die vorgelegten Daten für eine multi-zelluläre Regulation der renalen EPO-Synthese, in der eine Homöostase zwischen tubulären

Epithelzellen und REPC für eine adäquate EPO-Produktion der Niere notwendig ist. Zudem kann der EPO-suppressive Effekt von tubulärem HIF eine Erklärung für die Pathogenese der renalen Anämie darstellen. Hier könnte eine unphysiologische Aktivierung von tubulärem HIF im Rahmen einer renalen Erkrankung die renale EPO-Produktion supprimieren, selbst wenn die Nieren bei bestehender Anämie hypoxisch sind.

6 Literaturverzeichnis

1   Abbrecht, P.H., Littell, J.K. (1972): Plasma erythropoietin in men and mice during acclimatization to different altitudes. J. Appl. Physiol. 32, 54-58.

2   Aperia, A.C., Liebow, A.A., Roberts, L.E. (1968): Renal adaptation to anemia. Circ. Res. 22, 489-500.

3   Artunc, F., Risler, T. (2007): Serum erythropoietin concentrations and responses to anaemia in patients with or without chronic kidney disease. Nephrol. Dial. Transplant. 22, 2900-2908.

4   Asada, N., Takase, M., Nakamura, J., Oguchi, A., Asada, M., Suzuki, N., Yamamura, K., Nagoshi, N., Shibata, S., Rao, T.N., Fehling, H.J., Fukatsu, A., Minegishi, N., Kita, T., Kimura, T., Okano, H., Yamamoto, M., Yanagita, M. (2011): Dysfunction of fibroblasts of extrarenal origin underlies renal fibrosis and renal anemia in mice. J. Clin. Invest. 121, 3981-3990.

5   Bachmann, S., Le Hir, M., Eckardt, K.U. (1993): Co-localization of erythropoietin mRNA and ecto-5'-nucleotidase immunoreactivity in peritubular cells of rat renal cortex indicates that fibroblasts produce erythropoietin. J. Histochem. Cytochem. 41, 335-341.

6   Bernhardt, W.M., Wiesener, M.S., Scigalla, P., Chou, J., Schmieder, R.E., Gunzler, V., Eckardt, K.U. (2010): Inhibition of prolyl hydroxylases increases erythropoietin production in ESRD. J. Am. Soc. Nephrol. 21, 2151-2156.

7   Bonventre, J.V., Yang, L. (2011): Cellular pathophysiology of ischemic acute kidney injury. J. Clin. Invest. 121, 4210-4221.

8   Boutin, A.T., Weidemann, A., Fu, Z., Mesropian, L., Gradin, K., Jamora, C., Wiesener, M., Eckardt, K.U., Koch, C.J., Ellies, L.G., Haddad, G., Haase, V.H., Simon, M.C., Poellinger, L., Powell, F.L., Johnson, R.S. (2008): Epidermal sensing of oxygen is essential for systemic hypoxic response. Cell. 133, 223-234.

9   Bunn, H.F. (2013): Erythropoietin. Cold Spring Harb Perspect. Med. 3, a011619.

10 Carnot, P., Deflandre, C. (1906): Sur l'activité hémopoiétique du sérum au cours de la régénération du sang. C R Acad Sci (Paris). 143, 384-386.

11 Choi, Y.J., Chakraborty, S., Nguyen, V., Nguyen, C., Kim, B.K., Shim, S.I., Suki, W.N., Truong, L.D. (2000): Peritubular capillary loss is associated with chronic tubulointerstitial injury in human kidney: altered expression of vascular endothelial growth factor. Hum. Pathol. 31, 1491-1497.

12   Chomczynski, P., Sacchi, N. (1987): Single-step method of RNA isolation by acid guanidinium thiocyanate-phenol-chloroform extraction. Anal. Biochem. **162**, 156-159.

13   Cupples, W.A., Braam, B. (2007): Assessment of renal autoregulation. Am. J. Physiol. Renal Physiol. **292**, F1105-23.

14   Deetjen, P., Kramer, K. (1961): Die Abhängigkeit des O2-Verbrauchs der Niere von der Na-Rückresorption. Pflugers Arch. Gesamte Physiol. Menschen. Tiere. **273**, 636-650.

15   Eckardt, K.U., Dittmer, J., Neumann, R., Bauer, C., Kurtz, A. (1990): Decline of erythropoietin formation at continuous hypoxia is not due to feedback inhibition. Am. J. Physiol. **258**, F1432-7.

16   Eckardt, K.U., Kurtz, A., Bauer, C. (1989): Regulation of erythropoietin production is related to proximal tubular function. Am. J. Physiol. **256**, F942-7.

17   Ema, M., Taya, S., Yokotani, N., Sogawa, K., Matsuda, Y., Fujii-Kuriyama, Y. (1997): A novel bHLH-PAS factor with close sequence similarity to hypoxia-inducible factor 1alpha regulates the VEGF expression and is potentially involved in lung and vascular development. Proc. Natl. Acad. Sci. U. S. A. **94**, 4273-4278.

18   Erslev, A.J., Caro, J., Besarab, A. (1985): Why the kidney? Nephron. **41**, 213-216.

19   Evans, R.G., Gardiner, B.S., Smith, D.W., O'Connor, P.M. (2008): Intrarenal oxygenation: unique challenges and the biophysical basis of homeostasis. Am. J. Physiol. Renal Physiol. **295**, F1259-70.

20   Fandrey, J. (2004): Oxygen-dependent and tissue-specific regulation of erythropoietin gene expression. Am. J. Physiol. Regul. Integr. Comp. Physiol. **286**, R977-88.

21   Faquin, W.C., Schneider, T.J., Goldberg, M.A. (1992): Effect of inflammatory cytokines on hypoxia-induced erythropoietin production. Blood. **79**, 1987-1994.

22   Faura, J., Ramos, J., Reynafarje, C., English, E., Finne, P., Finch, C.A. (1969): Effect of altitude on erythropoiesis. Blood. **33**, 668-676.

23   Fine, L.G., Orphanides, C., Norman, J.T. (1998): Progressive renal disease: the chronic hypoxia hypothesis. Kidney Int. Suppl. **65**, S74-8.

24   Frede, S., Fandrey, J., Pagel, H., Hellwig, T., Jelkmann, W. (1997): Erythropoietin gene expression is suppressed after lipopolysaccharide or interleukin-1 beta injections in rats. Am. J. Physiol. **273**, R1067-71.

25   Gallagher, S. (2001): Quantitation of nucleic acids with absorption spectroscopy. Curr. Protoc. Protein Sci. **Appendix 4**, Appendix 4K.

26 Haase, V.H. (2013): Regulation of erythropoiesis by hypoxia-inducible factors. Blood Rev. **27**, 41-53.

27 Haase, V.H., Glickman, J.N., Socolovsky, M., Jaenisch, R. (2001): Vascular tumors in livers with targeted inactivation of the von Hippel-Lindau tumor suppressor. Proc. Natl. Acad. Sci. U. S. A. **98**, 1583-1588.

28 Halperin, M.L., Cheema-Dhadli, S., Lin, S.H., Kamel, K.S. (2006): Properties permitting the renal cortex to be the oxygen sensor for the release of erythropoietin: clinical implications. Clin. J. Am. Soc. Nephrol. **1**, 1049-1053.

29 Harris, R.C., Neilson, E.G. (2006): Toward a unified theory of renal progression. Annu. Rev. Med. **57**, 365-380.

30 Higgins, D.F., Kimura, K., Bernhardt, W.M., Shrimanker, N., Akai, Y., Hohenstein, B., Saito, Y., Johnson, R.S., Kretzler, M., Cohen, C.D., Eckardt, K.U., Iwano, M., Haase, V.H. (2007): Hypoxia promotes fibrogenesis in vivo via HIF-1 stimulation of epithelial-to-mesenchymal transition. J. Clin. Invest. **117**, 3810-3820.

31 Inoue, T., Kozawa, E., Okada, H., Inukai, K., Watanabe, S., Kikuta, T., Watanabe, Y., Takenaka, T., Katayama, S., Tanaka, J., Suzuki, H. (2011): Noninvasive evaluation of kidney hypoxia and fibrosis using magnetic resonance imaging. J. Am. Soc. Nephrol. **22**, 1429-1434.

32 Jacobson, L.O., Goldwasser, E., Fried, W., Plzak, L. (1957): Role of the kidney in erythropoiesis. Nature. **179**, 633-634.

33 Jelkmann, W. (2011): Regulation of erythropoietin production. J. Physiol. **589**, 1251-1258.

34 Jelkmann, W. (1992): Erythropoietin: structure, control of production, and function. Physiol. Rev. **72**, 449-489.

35 Jha, V., Garcia-Garcia, G., Iseki, K., Li, Z., Naicker, S., Plattner, B., Saran, R., Wang, A.Y., Yang, C.W. (2013): Chronic kidney disease: global dimension and perspectives. Lancet. **382**, 260-272.

36 Jung, D., Biggs, H., Erikson, J., Ledyard, P.U. (1975): New Colorimetric reaction for end-point, continuous-flow, and kinetic measurement of urea. Clin. Chem. **21**, 1136-1140.

37 Junqueira, L.C., Bignolas, G., Brentani, R.R. (1979): Picrosirius staining plus polarization microscopy, a specific method for collagen detection in tissue sections. Histochem. J. **11**, 447-455.

38 Kapitsinou, P.P., Liu, Q., Unger, T.L., Rha, J., Davidoff, O., Keith, B., Epstein, J.A., Moores, S.L., Erickson-Miller, C.L., Haase, V.H. (2010): Hepatic HIF-2 regulates erythropoietic responses to hypoxia in renal anemia. Blood. **116**, 3039-3048.

39   Kimura, K., Iwano, M., Higgins, D.F., Yamaguchi, Y., Nakatani, K.,
      Harada, K., Kubo, A., Akai, Y., Rankin, E.B., Neilson, E.G., Haase, V.H.,
      Saito, Y. (2008): Stable expression of HIF-1alpha in tubular epithelial cells
      promotes interstitial fibrosis. Am. J. Physiol. Renal Physiol. **295**, F1023-9.

40   Koh, M.Y., Powis, G. (2012): Passing the baton: the HIF switch. Trends
      Biochem. Sci. **37**, 364-372.

41   Koury, M.J. (2005): Erythropoietin: the story of hypoxia and a finely regu-
      lated hematopoietic hormone. Exp. Hematol. **33**, 1263-1270.

42   Koury, M.J., Bondurant, M.C., Graber, S.E., Sawyer, S.T. (1988): Erythro-
      poietin messenger RNA levels in developing mice and transfer of 125I-
      erythropoietin by the placenta. J. Clin. Invest. **82**, 154-159.

43   Koury, S.T., Koury, M.J., Bondurant, M.C., Caro, J., Graber, S.E. (1989):
      Quantitation of erythropoietin-producing cells in kidneys of mice by in situ
      hybridization: correlation with hematocrit, renal erythropoietin mRNA, and
      serum erythropoietin concentration. Blood. **74**, 645-651.

44   Kuratowska, Z., Lewartowski, B., Michalak, E. (1961): Studies on the
      production of erythropoietin by isolated perfused organs. Blood. **18**, 527-
      534.

45   Kurt, B., Paliege, A., Willam, C., Schwarzensteiner, I., Schucht, K., Ney-
      meyer, H., Sequeira-Lopez, M.L., Bachmann, S., Gomez, R.A., Eckardt,
      K.U., Kurtz, A. (2013): Deletion of von Hippel-Lindau protein converts
      renin-producing cells into erythropoietin-producing cells. J. Am. Soc.
      Nephrol. **24**, 433-444.

46   Kuznetsov, A.V., Strobl, D., Ruttmann, E., Konigsrainer, A., Margreiter,
      R., Gnaiger, E. (2002): Evaluation of mitochondrial respiratory function in
      small biopsies of liver. Anal. Biochem. **305**, 186-194.

47   Laitala, A., Aro, E., Walkinshaw, G., Maki, J.M., Rossi, M., Heikkila, M.,
      Savolainen, E.R., Arend, M., Kivirikko, K.I., Koivunen, P., Myllyharju, J.
      (2012): Transmembrane prolyl 4-hydroxylase is a fourth prolyl 4-
      hydroxylase regulating EPO production and erythropoiesis. Blood. **120**,
      3336-3344.

48   Lee, L.G., Chen, C.H., Chiu, L.A. (1986): Thiazole orange: a new dye for
      reticulocyte analysis. Cytometry. **7**, 508-517.

49   Mahon, P.C., Hirota, K., Semenza, G.L. (2001): FIH-1: a novel protein that
      interacts with HIF-1alpha and VHL to mediate repression of HIF-1 tran-
      scriptional activity. Genes Dev. **15**, 2675-2686.

50   Manotham, K., Tanaka, T., Matsumoto, M., Ohse, T., Miyata, T., Inagi, R.,
      Kurokawa, K., Fujita, T., Nangaku, M. (2004): Evidence of tubular hypox-

ia in the early phase in the remnant kidney model. J. Am. Soc. Nephrol. **15**, 1277-1288.

51 Minamishima, Y.A.,Kaelin, W.G.,Jr. (2010): Reactivation of hepatic EPO synthesis in mice after PHD loss. Science. **329**, 407.

52 Minamishima, Y.A., Moslehi, J., Padera, R.F., Bronson, R.T., Liao, R., Kaelin, W.G.,Jr. (2009): A feedback loop involving the Phd3 prolyl hydroxylase tunes the mammalian hypoxic response in vivo. Mol. Cell. Biol. **29**, 5729-5741.

53 Mouse Genome Sequencing Consortium, Waterston, R.H., Lindblad-Toh, K., Birney, E., Rogers, J., Abril, J.F., Agarwal, P., Agarwala, R., Ainscough, R., Alexandersson, M., An, P., Antonarakis, S.E., Attwood, J., Baertsch, R., Bailey, J., Barlow, K., Beck, S., Berry, E., Birren, B., Bloom, T., Bork, P., Botcherby, M., Bray, N., Brent, M.R., Brown, D.G., Brown, S.D., Bult, C., Burton, J., Butler, J., Campbell, R.D., Carninci, P., Cawley, S., Chiaromonte, F., Chinwalla, A.T., Church, D.M., Clamp, M., Clee, C., Collins, F.S., Cook, L.L., Copley, R.R., Coulson, A., Couronne, O., Cuff, J., Curwen, V., Cutts, T., Daly, M., David, R., Davies, J., Delehaunty, K.D., Deri, J., Dermitzakis, E.T., Dewey, C., Dickens, N.J., Diekhans, M., Dodge, S., Dubchak, I., Dunn, D.M., Eddy, S.R., Elnitski, L., Emes, R.D., Eswara, P., Eyras, E., Felsenfeld, A., Fewell, G.A., Flicek, P., Foley, K., Frankel, W.N., Fulton, L.A., Fulton, R.S., Furey, T.S., Gage, D., Gibbs, R.A., Glusman, G., Gnerre, S., Goldman, N., Goodstadt, L., Grafham, D., Graves, T.A., Green, E.D., Gregory, S., Guigo, R., Guyer, M., Hardison, R.C., Haussler, D., Hayashizaki, Y., Hillier, L.W., Hinrichs, A., Hlavina, W., Holzer, T., Hsu, F., Hua, A., Hubbard, T., Hunt, A., Jackson, I., Jaffe, D.B., Johnson, L.S., Jones, M., Jones, T.A., Joy, A., Kamal, M., Karlsson, E.K., Karolchik, D., Kasprzyk, A., Kawai, J., Keibler, E., Kells, C., Kent, W.J., Kirby, A., Kolbe, D.L., Korf, I., Kucherlapati, R.S., Kulbokas, E.J., Kulp, D., Landers, T., Leger, J.P., Leonard, S., Letunic, I., Levine, R., Li, J., Li, M., Lloyd, C., Lucas, S., Ma, B., Maglott, D.R., Mardis, E.R., Matthews, L., Mauceli, E., Mayer, J.H., McCarthy, M., McCombie, W.R., McLaren, S., McLay, K., McPherson, J.D., Meldrim, J., Meredith, B., Mesirov, J.P., Miller, W., Miner, T.L., Mongin, E., Montgomery, K.T., Morgan, M., Mott, R., Mullikin, J.C., Muzny, D.M., Nash, W.E., Nelson, J.O., Nhan, M.N., Nicol, R., Ning, Z., Nusbaum, C., O'Connor, M.J., Okazaki, Y., Oliver, K., Overton-Larty, E., Pachter, L., Parra, G., Pepin, K.H., Peterson, J., Pevzner, P., Plumb, R., Pohl, C.S., Poliakov, A., Ponce, T.C., Ponting, C.P., Potter, S., Quail, M., Reymond, A., Roe, B.A., Roskin, K.M., Rubin, E.M., Rust, A.G., Santos, R., Sapojnikov, V., Schultz, B., Schultz, J., Schwartz, M.S., Schwartz, S., Scott, C., Seaman, S., Searle, S., Sharpe, T., Sheridan, A., Shownkeen, R., Sims, S., Singer, J.B., Slater, G.,

Smit, A., Smith, D.R., Spencer, B., Stabenau, A., Stange-Thomann, N., Sugnet, C., Suyama, M., Tesler, G., Thompson, J., Torrents, D., Trevaskis, E., Tromp, J., Ucla, C., Ureta-Vidal, A., Vinson, J.P., Von Niederhausern, A.C., Wade, C.M., Wall, M., Weber, R.J., Weiss, R.B., Wendl, M.C., West, A.P., Wetterstrand, K., Wheeler, R., Whelan, S., Wierzbowski, J., Willey, D., Williams, S., Wilson, R.K., Winter, E., Worley, K.C., Wyman, D., Yang, S., Yang, S.P., Zdobnov, E.M., Zody, M.C., Lander, E.S. (2002): Initial sequencing and comparative analysis of the mouse genome. Nature. **420**, 520-562.

54   Nangaku, M., Eckardt, K.U. (2006): Pathogenesis of renal anemia. Semin. Nephrol. **26**, 261-268.

55   Nicholls, D.G., Ferguson, S.T. (2002): Bioenergetics. 3 . London: Academic Press; s. bes. S. 287.

56   Obara, N., Suzuki, N., Kim, K., Nagasawa, T., Imagawa, S., Yamamoto, M. (2008): Repression via the GATA box is essential for tissue-specific erythropoietin gene expression. Blood. **111**, 5223-5232.

57   Papandreou, I., Cairns, R.A., Fontana, L., Lim, A.L., Denko, N.C. (2006): HIF-1 mediates adaptation to hypoxia by actively downregulating mitochondrial oxygen consumption. Cell. Metab. **3**, 187-197.

58   Ramos-Vara, J.A. (2005): Technical aspects of immunohistochemistry. Vet. Pathol. **42**, 405-426.

59   Rankin, E.B., Biju, M.P., Liu, Q., Unger, T.L., Rha, J., Johnson, R.S., Simon, M.C., Keith, B., Haase, V.H. (2007): Hypoxia-inducible factor-2 (HIF-2) regulates hepatic erythropoietin in vivo. J. Clin. Invest. **117**, 1068-1077.

60   Rankin, E.B., Tomaszewski, J.E., Haase, V.H. (2006): Renal cyst development in mice with conditional inactivation of the von Hippel-Lindau tumor suppressor. Cancer Res. **66**, 2576-2583.

61   Rankin, E.B., Wu, C., Khatri, R., Wilson, T.L., Andersen, R., Araldi, E., Rankin, A.L., Yuan, J., Kuo, C.J., Schipani, E., Giaccia, A.J. (2012): The HIF signaling pathway in osteoblasts directly modulates erythropoiesis through the production of EPO. Cell. **149**, 63-74.

62   Reinhart, W.H., Goerre, S., Bärtsch, P. (1994): Acetazolamide reduces the erythropoietin response to hypoxia at high altitude in humans. J. Wild. Med. **5**, 312-317.

63   Rooyackers, O.E., Kersten, A.H., Wagenmakers, A.J. (1996): Mitochondrial protein content and in vivo synthesis rates in skeletal muscle from critically ill rats. Clin. Sci. (Lond). **91**, 475-481.

64   Schonig, K., Schwenk, F., Rajewsky, K., Bujard, H. (2002): Stringent doxycycline dependent control of CRE recombinase in vivo. Nucleic Acids Res. 30, e134.

65   Semenza, G.L. (2011): Regulation of metabolism by hypoxia-inducible factor 1. Cold Spring Harb. Symp. Quant. Biol. 76, 347-353.

66   Semenza, G.L., Wang, G.L. (1992): A nuclear factor induced by hypoxia via de novo protein synthesis binds to the human erythropoietin gene enhancer at a site required for transcriptional activation. Mol. Cell. Biol. 12, 5447-5454.

67   Sequeira Lopez, M.L., Pentz, E.S., Nomasa, T., Smithies, O., Gomez, R.A. (2004): Renin cells are precursors for multiple cell types that switch to the renin phenotype when homeostasis is threatened. Dev. Cell. 6, 719-728.

68   Shoji, K., Tanaka, T., Nangaku, M. (2014): Role of hypoxia in progressive chronic kidney disease and implications for therapy. Curr. Opin. Nephrol. Hypertens. 23, 161-168.

69   Soriano, P. (1999): Generalized lacZ expression with the ROSA26 Cre reporter strain. Nat. Genet. 21, 70-71.

70   Souma, T., Yamazaki, S., Moriguchi, T., Suzuki, N., Hirano, I., Pan, X., Minegishi, N., Abe, M., Kiyomoto, H., Ito, S., Yamamoto, M. (2013): Plasticity of renal erythropoietin-producing cells governs fibrosis. J. Am. Soc. Nephrol. 24, 1599-1616.

71   Stricklett, P.K., Taylor, D., Nelson, R.D., Kohan, D.E. (2003): Thick ascending limb-specific expression of Cre recombinase. Am. J. Physiol. Renal Physiol. 285, F33-9.

72   Suzuki, N., Obara, N., Yamamoto, M. (2007): Use of gene-manipulated mice in the study of erythropoietin gene expression. Methods Enzymol. 435, 157-177.

73   Takeda, K., Aguila, H.L., Parikh, N.S., Li, X., Lamothe, K., Duan, L.J., Takeda, H., Lee, F.S., Fong, G.H. (2008): Regulation of adult erythropoiesis by prolyl hydroxylase domain proteins. Blood. 111, 3229-3235.

74   Tantawy, M.N., Jiang, R., Wang, F., Takahashi, K., Peterson, T.E., Zemel, D., Hao, C.M., Fujita, H., Harris, R.C., Quarles, C.C., Takahashi, T. (2012): Assessment of renal function in mice with unilateral ureteral obstruction using 99mTc-MAG3 dynamic scintigraphy. BMC Nephrol. 13, 168-2369-13-168.

75   Testa, U. (2004): Apoptotic mechanisms in the control of erythropoiesis. Leukemia. 18, 1176-1199.

76   Thomas, R., Kanso, A., Sedor, J.R. (2008): Chronic kidney disease and its complications. Prim. Care. 35, 329-44, vii.

77   Traykova-Brauch, M., Schonig, K., Greiner, O., Miloud, T., Jauch, A.,
     Bode, M., Felsher, D.W., Glick, A.B., Kwiatkowski, D.J., Bujard, H.,
     Horst, J., von Knebel Doeberitz, M., Niggli, F.K., Kriz, W., Grone, H.J.,
     Koesters, R. (2008): An efficient and versatile system for acute and chronic
     modulation of renal tubular function in transgenic mice. Nat. Med. **14**, 979-
     984.

78   Van Putten, L.M., Croon, F. (1958): The life span of red cells in the rat and
     the mouse as determined by labeling with DFP32 in vivo. Blood. **13**, 789-
     794.

79   Viault, F. (1890): Sur l'augmentation considérable du nombre des globules
     rouges dans le sang chez les habitants des hauts plateaux de l'Amérique du
     Sud. C. R. Acad. Sci. Paris. **111**, 917-918.

80   Walisser, J.A., Bunger, M.K., Glover, E., Harstad, E.B., Bradfield, C.A.
     (2004): Patent ductus venosus and dioxin resistance in mice harboring a
     hypomorphic Arnt allele. J. Biol. Chem. **279**, 16326-16331.

81   Weidemann, A., Kerdiles, Y.M., Knaup, K.X., Rafie, C.A., Boutin, A.T.,
     Stockmann, C., Takeda, N., Scadeng, M., Shih, A.Y., Haase, V.H., Simon,
     M.C., Kleinfeld, D., Johnson, R.S. (2009): The glial cell response is an es-
     sential component of hypoxia-induced erythropoiesis in mice. J. Clin. In-
     vest. **119**, 3373-3383.

82   Young, A.P., Schlisio, S., Minamishima, Y.A., Zhang, Q., Li, L., Grisan-
     zio, C., Signoretti, S., Kaelin, W.G.,Jr. (2008): VHL loss actuates a HIF-
     independent senescence programme mediated by Rb and p400. Nat. Cell
     Biol. **10**, 361-369.

83   Yu, J., Carroll, T.J., McMahon, A.P. (2002): Sonic hedgehog regulates
     proliferation and differentiation of mesenchymal cells in the mouse meta-
     nephric kidney. Development. **129**, 5301-5312.

84   Zeigler, B.M., Vajdos, J., Qin, W., Loverro, L., Niss, K. (2010): A mouse
     model for an erythropoietin-deficiency anemia. Dis. Model. Mech. **3**, 763-
     772.

85   Zhang, H., Bosch-Marce, M., Shimoda, L.A., Tan, Y.S., Baek, J.H., Wes-
     ley, J.B., Gonzalez, F.J., Semenza, G.L. (2008): Mitochondrial autophagy
     is an HIF-1-dependent adaptive metabolic response to hypoxia. J. Biol.
     Chem. **283**, 10892-10903.

86   Zhang, H., Gao, P., Fukuda, R., Kumar, G., Krishnamachary, B., Zeller,
     K.I., Dang, C.V., Semenza, G.L. (2007): HIF-1 inhibits mitochondrial bio-
     genesis and cellular respiration in VHL-deficient renal cell carcinoma by
     repression of C-MYC activity. Cancer. Cell. **11**, 407-420.

Printed in the United States
By Bookmasters